LES

BISEXUÉS

GYNÉCOMASTES ET HERMAPHRODITES

PAR

Le Dr Émile LAURENT

PARIS

GEORGES CARRÉ, ÉDITEUR

3, RUE RACINE, 3

1894

LES BISEXUÉS

GYNÉCOMASTES ET HERMAPHRODITES

LES
BISEXUÉS

GYNÉCOMASTES ET HERMAPHRODITES

PAR

Le Dʳ Emile LAURENT

PARIS

GEORGES CARRÉ, ÉDITEUR

3, RUE RACINE, 3

1894

AVANT-PROPOS

Les gynécomastes et les hermaphrodites ne sont pas seulement des êtres curieux à étudier pour le biologiste et le philosophe tératologue; ce sont encore des êtres appelés à vivre en société; ils sont, par conséquent, dignes de fixer l'attention du psychiâtre et du psychologue.

Ils constituent aussi pour le médecin légiste et le magistrat un important problème. J'ai pensé qu'il ne serait pas sans intérêt de condenser dans un volume unique tous les documents épars publiés sur ces malformations.

Je n'ai réservé qu'une petite place à la question médico-légale de l'hermaphrodisme, qui est bien connue. Je me suis préoccupé par-dessus tout du côté psychique, que les auteurs avaient, jusqu'ici, laissé un peu dans l'ombre.

J'ai envisagé l'hermaphrodite, non pas comme une pièce anatomique, mais comme un individu vivant de la vie psychique et sociale.

Je me suis arrêté avec trop de complaisance peut-être à l'étude de la gynécomastie.

Voici pourquoi.

J'ai, en quelque sorte, fait mienne cette curieuse question. En l'abordant pour la première fois, lors de ma thèse inaugurale, je rappelais, en me les appliquant, les vers de Lucrèce :

> *Avia Pieridum peragro loca, nullius ante*
> *Trita solo : juvat integros accedere fontes*
> *Atque haurire...*

J'étais, en effet, un des premiers. Depuis, je suis revenu, à plusieurs reprises, sur le même sujet [1].

Je n'ai pas la prétention d'avoir résolu ces délicates questions; mais j'ai fait de mon mieux. Si j'ai pu jeter un peu de lumière sur la psychologie des hermaphrodites et des gynécomastes, je me tiendrai pour satisfait.

Février 1894.

ÉMILE LAURENT.

---

[1]. Voyez : Émile Laurent. *De la Mammite douloureuse hypertrophique chez l'homme.* In *Gazette médicale de Paris*, 1888.

Émile Laurent. *Les Gynécomastes.* Thèse, Paris, 1888.

Émile Laurent. *De la Mammite des adolescents et des adultes.* In *Gazette médicale de Paris*, 1889.

Émile Laurent. *De l'Hérédité des Gynécomastes.* In *Annales d'hygiène publique et de médecine légale*, 1890.

PREMIÈRE PARTIE

LES GYNÉCOMASTES

CHAPITRE PREMIER

HISTORIQUE

I

La gynécomastie semble avoir été connue même dans les
temps anciens, puisque le terme de gynécomastie appar-
tiendrait à Galien, qui l'emploie le premier dans sa
403° définition.

Aristote [1] raconte qu'il a vu des hommes à mamelles. Paul
d'Egine parle des mamelles hypertrophiées et il décrit
même un procédé opératoire pour les enlever. Il est également question de cette anomalie dans les ouvrages d'Albucasis. Plus près de nous, Buffon, dans son histoire naturelle de l'homme, prétend en avoir observé quelques cas.
De même Schacher dans son traité *De lacte virorum et vir-
ginum*.

Mais aucun de ces auteurs ne fournit d'observation
détaillée ni même de fait précis. Le premier cas que nous
trouvions signalé d'une façon un peu plus scientifique est
celui du vigneron champenois Martineau, dont l'histoire
est rapportée en quelques lignes dans le *Journal de Verdun*
du mois d'octobre 1771.

1. *Histoire des animaux*. Liv. III, chap. xx.

II

Bédor [1], médecin de la marine, donne la première observation vraiment complète et intéressante que nous possédions sur ce sujet. Un peu plus tard, Villeneuve expose assez bien les idées de l'époque [2].

En 1836, Bédor, alors chirurgien de l'Hôtel-Dieu de Troyes, revient sur le même sujet et rapporte brièvement trois faits nouveaux [3].

En 1852, Robelin en dit quelques mots dans sa thèse; Horteloup y consacre quelques pages dans la sienne, en 1872.

En 1877, nous trouvons les remarquables observations publiées par Lacassagne, Lereboullet, Martin et Jagot [4].

III

En 1880, Olphan, dans sa thèse inaugurale, étudie le premier la gynécomastie avec quelques détails [5].

Tout en reconnaissant la valeur incontestable de ce travail, je dois avouer que plusieurs des observations d'Olphan ne sont pas des observations de gynécomastie, qu'il a confondu la gynécomastie avec d'autres lésions, en particulier avec l'hypertrophie douloureuse de la mamelle, ce qui l'a amené à tirer des déductions étiologiques et pathogéniques que je crois erronées. De plus Olphan, en étudiant la gyné-

---

1. *Journal de médecine, de chirurgie et de pharmacie*, octobre 1812.
2. Art. GYNÉCOMASTIE du *Dictionnaire en 60 volumes*.
3. *Gazette médicale de Paris*.
4. *Gazette hebdomadaire de médecine et de chirurgie*.
5. *Un mot sur la gynécomastie ou hypertrophie de la glande mammaire chez l'homme*. Th. de Paris.

comastie seulement au point de vue étiologique et anatomo-pathologique, a laissé dans l'ombre plusieurs points importants de cette intéressante et délicate question.

Enfin, j'ai encore trouvé, disséminées çà et là, quelques notes ou quelques observations dans les journaux français et surtout dans les journaux anglais et allemands.

CHAPITRE II

DÉFINITION DE LA GYNÉCOMASTIE

I

Presque tous les auteurs qui ont parlé plus ou moins longuement de ce sujet, se basant sur la simple étymologie (γυνη, femme — μαστος, mamelle), ont défini le gynécomaste : un homme qui a des mamelles comme une femme. Cette définition est vague et incomplète. On cite en effet des exemples d'hommes ayant eu de grosses mamelles et qui cependant n'étaient pas des gynécomastes.

De plus, en lisant les observations d'hermaphrodisme, j'ai remarqué que la gynécomastie était très fréquente chez les hermaphrodites mâles. Le Dr Mottet me citait dernièrement encore l'observation d'un individu muni d'un rudiment de verge perforée, encastrée entre deux grandes lèvres, avec cul-de-sac au-dessous, individu qui a joué le rôle des deux sexes et qui présentait des mamelles très développées. J'en ai moi-même observé un cas à l'asile d'aliénés de Sainte-Anne.

II

Le gynécomaste proprement dit, comme l'ont compris

presque tous les auteurs anciens et modernes qui ont écrit
sur ce sujet, n'est pas un hermaphrodite. Le gynécomaste
est un mâle chez qui les organes sexuels ne sont pas arrivés
à leur développement normal et parfait, et les mamelles·
sont le seul attribut physique de la femme qu'il possède.

Chez l'hermaphrodite, comme chez le gynécomaste sans
doute, il y a déviation du type spécifique; mais chez le
premier cette déviation est congénitale, tandis que chez le
second, au contraire, elle ne se manifeste qu'à l'époque de
la puberté. Chez le gynécomaste, la nature hésite au moment
de la puberté. Chez l'hermaphrodite, c'est pendant la vie
intra-utérine que la nature hésite et dévie de ses lois
habituelles.

III

Sans parler du développement des testicules et des ovaires,
dans les premiers temps de leur existence, tous les fœtus
humains ont leurs organes génitaux externes conformés de
la même manière, et le type uniforme de cette conformation
est celui de l'organe féminin. Les fœtus mâles comme les
fœtus femelles offrent également l'apparence extérieure
d'une vulve quand ils sont très jeunes : ce qui a permis à
Dutrochet de dire que tout homme a été femme dans le
principe. Mais, suivant la théorie du développement excentrique de Serres et suivant « les phases successives d'un
développement qui tend des parties latérales vers la ligne
moyenne », chez les mâles cette vulve se soude pour former le scrotum et le pénis; cependant un arrêt ou un excès
de développement d'une des parties peut faire un mâle apparent ou imparfait d'une femelle effective et réciproquement
d'un mâle effectif une femelle apparente : de là de nombreuses variétés d'hermaphrodites.

IV

Rien de tout cela ne se produit chez le gynécomaste qui naît avec des organes génitaux internes et externes normaux. La gynécomastie est peut-être, si l'on veut, le premier degré de l'hermaphrodisme, comme les efféminés, pédérastes passifs, dont parle M. le professeur Brouardel, ces êtres aux formes adoucies, à la face glabre, au bassin élargi, à la poitrine arrondie, aux allures féminines, pourraient être regardés comme le premier degré de la gynécomastie. Mais ces efféminés ne sont pas plus des gynécomastes que des hermaphrodites.

D'ailleurs j'ai consulté Geoffroy Saint-Hilaire et je n'ai point trouvé les gynécomastes rangés dans la classification des hermaphrodites.

La gynécomastie est une anomalie qui consiste dans le développement exagéré et persistant des mamelles chez l'homme, au moment de la puberté, avec arrêt de développement plus ou moins complet des organes génitaux externes et particulièrement des testicules.

V

Si la définition des auteurs anciens me semble trop vague et trop incertaine, je ne saurais non plus accepter celle que propose Horteloup, qui ne considérait comme gynécomastes que « ceux qui ont deux seins développés et qui, par la lactation et l'anatomie pathologique, ont prouvé que ces seins étaient formés d'éléments glandulaires ». Évidemment Horteloup définit la gynécomastie d'une façon encore plus

strictement étymologique que les anciens, mais sa définition est trop étroite ; car alors la gynécomastie n'existerait
pas ou, dans ce cas, il faudrait donner un autre nom aux
individus que nous étudions.

VI

Je ne saurais encore moins accepter la définition donnée
par Olphan. « Le gynécomaste, dit-il, est un individu du
sexe masculin présentant, dans l'immense majorité des cas,
les attributs extérieurs de la virilité dans les formes cor-
porelles, le visage, la voix ; ayant assez souvent les organes
génitaux intacts, présentant l'aptitude à la fécondation et
ayant avec cela, ordinairement sur les deux côtés de la poitrine, quelquefois sur un seul, une tumeur dont la grosseur
varie depuis le volume d'un œuf de poule jusqu'à celui de
la tête d'un fœtus à terme. »

VII

Cette définition me semble absolument fausse, contraire
à toutes les données étiologiques, et en contradiction avec
les faits cliniques.

Ces préliminaires posés, j'essaierai de compléter et de
délimiter la définition trop vague ou trop étroite des
auteurs, et je dirai :

*La gynécomastie est une anomalie qui consiste dans le déve-
loppement exagéré et permanent des mamelles chez l'homme,
au moment de la puberté, avec arrêt de développement des
testicules.*

CHAPITRE III

L'ÉVOLUTION SEXUELLE ET MAMMAIRE
DE LA PUBERTÉ

I

Jusqu'à l'époque de la puberté, les individus des deux sexes ne présentent en général aucune différence sous le rapport du volume et de la forme des mamelles. Chez le jeune homme impubère, comme chez la jeune fille qui n'est pas encore développée, les mamelles ne consistent qu'en deux espèces de tubercules rougeâtres, les mamelons, et une aréole couleur brunâtre et à surface inégale. Mais, vers l'époque de la puberté, cette parité entre l'un et l'autre sexe cesse complètement; chez le jeune homme, cette époque ne détermine aucun phénomène sensible, si ce n'est, disent quelques auteurs, un engorgement passager du tissu cellulaire, quelquefois accompagné de légères douleurs; tandis que, chez la jeune fille, en même temps que les menstrues s'établissent, le sein se développe, s'élève, s'arrondit, le mamelon prend une couleur rosée, la peau s'amincit et devient fine et blanche.

Telle est la marche habituelle de la nature. Mais il est

des cas exceptionnels où, obéissant à des causes inconnues et s'écartant des lois uniformes qui président au développement des êtres, elle produit ces anomalies qui confondent l'esprit de l'observateur et le raisonnement du philosophe.

II

Un jeune garçon, sans avoir rien présenté de particulier dans sa conformation physique ou morale, si ce n'est un peu de timidité, des allures et des goûts un peu féminins, arrive à l'âge de la puberté. On croit que, comme tous ses camarades, cet enfant va devenir un homme ; que ses formes vont prendre un rapide développement, ses muscles faire saillie sous la peau de ses membres, les traits de son visage devenir énergiques, son menton se recouvrir de barbe ; que son épithélium génital va se développer et qu'en même temps ses testicules et sa verge vont prendre un accroissement remarquable ; on croit que ses goûts vont changer et qu'un instinct secret va le pousser à la recherche du sexe opposé. Eh bien ! chez ce garçon, il n'en sera rien. Arrivé à la puberté, il semble que chez lui la nature hésite. Ses membres restent grêles, ses formes adoucies, son visage reste glabre et ses testicules cessent de s'accroître ; il fuit le bruit et la société de ses semblables, sans avoir d'attrait pour l'autre sexe, puis sa poitrine s'arrondit et ses seins se développent comme ceux d'une fille pubère. Sans être ce qu'on est convenu d'appeler un hermaphrodite, ce n'est qu'un homme incomplet et une femme manquée ; c'est ce qu'on appelle un gynécomaste.

CHAPITRE IV

LES CAUSES DE LA GYNÉCOMASTIE

I

Au dire d'Aristote, la gynécomastie serait surtout fréquente chez deux espèces : l'homme et la chèvre. On cite en effet plusieurs exemples de gynécomastie chez le bouc. Aristote lui-même en rapporte un cas. A Lemnos, dit-il, un bouc donnait par les mamelles du lait assez abondamment pour en faire de petits fromages. Ce bouc couvrit une femelle et donna naissance à un autre mâle qui eut également du lait; mais ces faits sont extrêmement rares, et ces singularités, ajoute-t-il, sont regardées comme des présages : l'oracle ayant été consulté sur le bouc de Lemnos, le dieu répondit qu'il annonçait un accroissement de fortune[1].

Néanmoins, le Dr Weickard, médecin du prince de Fulde, a fait imprimer à Francfort, en 1775, des *Observationes medicæ* où il rapporte avoir vu un bouc qui donnait du lait dont on fit du beurre et des fromages.

Geoffroy Saint Hilaire rapporte un fait semblable, observé

1. Aristote. *Histoire des animaux*, livre III, ch. xx, p. 163. Traduction Camus.

au Jardin des Plantes, et Georges Pouchet a vu aussi un bouc allaiter ses jeunes. On ne cite aucun exemple dans les autres espèces animales, ce qui semblerait donner raison à Aristote.

II

« Il n'est pas extrêmement rare, dit Villeneuve, de rencontrer dans le monde de ces hommes à mamelles plus ou moins volumineuses, montrées par les uns avec une sorte d'ostentation, cachées par d'autres avec une réserve toute particulière. » Malgré cette affirmation, Olphan croit que « les beaux spécimens du genre sont rares ».

Néanmoins, Krafft-Ebing prétend que la gynécomastie est assez fréquente, et il rapporte le fait suivant.

Un médecin, atteint d'inversion du sens génital, a constaté que, chez les six cents invertis avec lesquels il avait eu des relations, le développement des seins n'était pas chose rare. Il affirme qu'il a eu lui-même, de treize à quinze ans, du lait dans ses glandes mammaires, lait que son amant suçait.

III

Mais pourquoi certains hommes ont-ils des mamelles ? Question éminemment obscure, et encore irrésolue. « On ignore absolument pourquoi quelques hommes ont des mamelles, dit encore Villeneuve, comme on ignore pourquoi certaines femmes ont le visage couvert de barbe. » Quelques auteurs ont cru à l'influence ethnique. Pline l'Ancien fait allusion quelque part à certaines races africaines qui avaient une mamelle femelle d'un côté, et une mamelle mâle de l'autre ; d'autre part, d'après la thèse de

Robelin, « si l'on en croit quelques voyageurs, le bas peuple de la Russie présenterait souvent cette anomalie, et il est écrit quelque part qu'il en est de même chez les Brésiliens. Dans ces cas, la mamelle présente tous les caractères d'un sein de femme bien conformé. Le développement commence vers l'âge de la puberté, souvent il ne tarde pas à s'arrêter, mais d'autres fois il continue à se faire, et l'on voit alors des mamelles saillantes, avec une aréole et un mamelon bien développé. Point de gêne, point de douleur dans l'organe hypertrophié ».

Il semble bien qu'il s'agisse là de gynécomastie, mais ces faits trop succincts auraient besoin d'être contrôlés, et on ne saurait encore en tirer aucune déduction.

IV

Mais il est un point sur lequel presque tous les auteurs se sont entendus : c'est que les gynécomastes sont très souvent lymphatiques ou scrofuleux. Villeneuve insiste sur ce point, et Bédor va plus loin encore, puisqu'il déclare que la gynécomastie est un signe pathognomonique de la scrofule. Je crois cette affirmation un peu hasardée ; mais, quoi qu'en dise Olphan, je crois qu'elle contient une part de vérité. En effet, Bédor a observé quatre fois la gynécomastie chez des scrofuleux ou des lymphatiques, Villeneuve deux fois ; on trouve encore ce fait fréquemment noté dans les observations des autres auteurs.

V

Peut-on incriminer l'hérédité ? La gynécomastie est-elle héréditaire ?

Sans être constante, la chose n'est pas douteuse. Pourquoi un dégénéré ne transmettrait-il pas à sa descendance ce stigmate de dégénérescence physique, pourquoi n'engendrerait-il pas des gynécomastes à son image, comme le strabique engendre des strabiques, comme le prognathe et le plagiocéphale engendrent des prognathes et des plagiocéphales? Cependant cette transmission de la gynécomastie du père au fils est relativement peu fréquente. La raison en est des plus simples. Le gynécomaste est souvent un infécond, un être impropre à la reproduction : alors sa race s'éteint avec lui. Néanmoins, si son système génital est peu atteint, si ses testicules sécrètent un sperme fécondant, il pourra engendrer des individus atteints de la même anomalie que lui, mais avec un pas de plus peut-être vers la déchéance complète, au point de vue sexuel.

Handyside d'Edimbourg [1] rapporte l'histoire d'une famille de cinq enfants, dont trois étaient des gynécomastes polymastes. Or leur père avait présenté, à l'âge de cinquante ans, une hypertrophie de la mamelle. Hypertrophie de quelle nature ? L'auteur ne le dit pas.

Le sujet observé par Bédor avait également un frère atteint de la même anomalie.

Enfin, voici un fait fort curieux, qui m'est personnel. On y voit la gynécomastie se transmettre successivement à trois générations.

D..., trente-cinq ans, métreur, né à Rouen. Son grand-père paternel avait des seins volumineux. C'était un homme sobre et avare. Son père buvait de grandes quantités de vin sans s'enivrer. Le volume de ses seins était encore plus exagéré que chez le grand-père. Son grand-père maternel est mort à soixante-douze ans, paralysé. C'était un alcoolique. Il buvait des quantités énormes d'eau-de-vie du Calvados. Sa mère est encore vivante. C'est une femme peu

1. Handyside. *Journal of Anatomy and Physiology*, novembre 1873.

nerveuse, mais ayant souvent des préoccupations hypochondriaques.

Tous ses oncles, ses tantes, ses cousins, sont des individus très robustes et très bien musclés. Une de ses tantes
est alcoolique.

Sa famille se composait de neuf enfants; il est le seul qui
ait survécu. Tous sont morts en bas âge, quelques-uns de
méningite.

D... avait les seins volumineux en naissant; ils ont ensuite augmenté petit à petit.

Dès son enfance, il s'adonna aux pratiques de l'onanisme.
A douze ans et demi, il avait 1^m,53 de taille, pesait 64 kilogrammes et se payait sa première femme. Au moment du
tirage au sort, il pesait 93 kilos; il fut réformé pour obésité
(il y a plusieurs obèses dans sa famille, et une de ses tantes
pèse, dit-il, plus de 100 kilogrammes).

D... a fait beaucoup d'excès de boisson dans son pays.
Cependant il n'a jamais eu de pituites. Depuis quelque
temps, d'ailleurs, il a dû supprimer l'alcool et se mettre au
régime du café, pour lutter contre son obésité.

D... se maria vers l'âge de vingt-quatre ans. Il remplissait ses devoirs conjugaux très brillamment, m'a-t-il dit,
suffisamment, m'a dit sa femme. Il eut trois enfants.

1° Un garçon, mort à trois ans de méningite. Il était gynécomaste. De plus, c'était un enfant déjà plein de mauvais
instincts. A la naissance de son petit frère, il fut pris d'une
telle jalousie et d'une telle colère qu'il voulait qu'on le jetât
à l'eau, refusant de parler et de manger;

2° Un autre garçon, mort en bas âge de péritonite;

3° Un garçon aujourd'hui âgé de sept ans. En naissant, il
avait déjà les seins volumineux; au dire de sa mère, ils
étaient gros comme des noix et, dans les jours qui suivirent
la naissance, le mamelon laissait suinter un liquide lactes-
cent. Aujourd'hui, comme j'ai pu le constater moi-même,
ses seins ont le volume d'une mandarine. A la palpation,

on sent une masse lobulée, nullement douloureuse. Aucun liquide ne suinte plus par le mamelon. Chez cet enfant, le tissu adipeux est déjà très développé, et il marche, comme son père, vers l'obésité. Son intelligence, déjà médiocre, aurait encore été amoindrie par une affection récente que ses parents qualifient de méningite. Sa mémoire a beaucoup diminué ; il savait lire, il a tout oublié. Écervelé, étourdi, il se livre à la masturbation plusieurs fois par jour.

D... sait lire et écrire. C'est un homme très vigoureux, aux muscles solides, de $1^m,63$ de taille, au dos large, au ventre un peu gros, au visage couvert de barbe. Les membres et la poitrine sont également très velus. Il a de bonnes dents, mais très écartées, en forme de grille d'égout.

Ses seins ont le volume d'une orange. A la palpation, on sent une épaisse couche de graisse et dessous un gâteau glanduleux, gros comme une mandarine. Les mamelles sont flasques et pendantes. La peau qui les recouvre n'est ni plus mince, ni plus douce, ni plus blanche que dans les parties environnantes. Il existe une aréole brune assez colorée, avec de petits tubercules saillants. Le mamelon est petit et plus semblable à celui de l'homme qu'à celui de la femme.

Le volume des testicules est un peu au-dessous de la normale. La verge, à l'état flasque, n'a que 4 centimètres et demi de long et 8 centimètres de circonférence. Les poils du pubis sont longs, mais peu fournis.

Chez cet individu, la gynécomastie est évidemment héré-ditaire. Seulement l'anomalie, au lieu d'attendre la puberté pour se manifester, est apparue dès la naissance. Ce n'en est pas moins un stigmate de dégénérescence. Le dernier rejeton en est la preuve.

VI

Mais ce qu'il est beaucoup plus fréquent de rencontrer chez les ascendants des gynécomastes, ce sont ces tares nerveuses qu'on rencontre à l'origine de toutes les dégénérescences. Un vésanique, un épileptique, un hystérique, un alcoolique engendrent des dégénérés ; parmi ceux-ci, l'un sera un aliéné, l'autre un névrosé ou un détraqué, l'autre un criminel peut-être, l'autre enfin, mal conformé physiquement, un prognathe, un plagiocéphale, un strabique, un hypospade, un gynécomaste.

Voici un premier fait emprunté à Magnan[1]. Nous voyons naître, d'un père déséquilibré et d'une mère hystérique, un gynécomaste, un débile qui présente des accès délirants.

S...., âgé de trente ans, est issu de germains ; sa grand'mère maternelle et sa mère sont hystériques ; son père, mal équilibré, se faisait remarquer par des accès de colère et des emportements que rien ne justifiait.

Sa sœur est mélancolique.

Quant à lui, venu à terme, il a eu des convulsions dans l'enfance ; d'une intelligence au-dessous de la moyenne, il a acquis avec difficulté une instruction élémentaire ; il sait toutefois lire, écrire et compter d'une manière satisfaisante. Il a appris, au sortir de l'école, le métier de peintre sur porcelaine et, au bout de plusieurs années, il a fini par devenir un ouvrier ordinaire.

Il est habituellement très impressionnable, irritable ; dans les rues, il est souvent pris de craintes vagues, il redoute des accidents ; dans l'enfance, il croyait parfois, en mar-

1. Magnan. Communication faite à la Société médico-psychologique. Séance du 28 février 1887. *Archives de neurologie*, t. III, p. 416, mai 1888.

chant, qu'il allait perdre l'équilibre; il lui semblait par moments qu'il s'enlevait au-dessus du sol. Il s'est senti à diverses reprises poussé à frapper; il prenait tout à coup des objets et les brisait : « Je deviens enragé, disait-il, je briserai tout. » Il avait confié à son frère un revolver qu'il ne voulait plus garder, ne se sentant plus maître de lui et redoutant de faire usage de cette arme, soit contre les autres, soit contre lui-même.

Dans les derniers temps, en proie à des préoccupations hypochondriaques, il avait rapidement présenté des hallucinations, des troubles de la sensibilité générale et des idées de persécution; très excité sous l'influence de ce délire, il avait été amené à l'asile le 28 février 1885; il en est sorti au bout de trois mois, guéri de son accès délirant, mais non de sa déséquilibration mentale.

Il présente une atrophie considérable des testicules, qui sont réduits au volume d'un haricot; les bourses et le scrotum sont très peu développés; la verge est petite, mais l'extrémité antérieure relativement volumineuse, probablement à la suite des manœuvres de masturbation. Il a du penchant pour les femmes, recherche leur société, et il vivait avec une maîtresse quand il a été pris de délire. Ses seins sont du volume d'une grosse mandarine, l'aréole est assez étendue, mais le mamelon est petit comme celui de l'homme. Le ventre est proéminent, arrondi, mais le bassin a les apparences masculines. Le larynx est peu saillant, la voix féminine. Les poils, d'un blond pâle, sont fins et peu abondants.

Voici maintenant un autre fait qui m'est personnel. Un épileptique engendre des gynécomastes et des hermaphrodites. Je crois qu'il faut invoquer comme cause de ces dégénérescences la tare épileptique chez le père.

J... ne peut donner de détails sur ses grands-parents. Il sait seulement que son grand-père paternel s'est marié trois fois : lors de son dernier mariage, il avait soixante-douze ans et sa femme vingt-six. Un an après, celle-ci lui donna un fils qui, de l'avis général, serait de lui : c'est le père de notre sujet.

Son père, qui était gardien à la Roquette, était un homme sobre, et sujet à des attaques nerveuses pendant lesquelles il perdait connaissance ; il s'agit probablement d'attaques d'épilepsie. Il est mort tuberculeux.

Sa mère est une honnête femme, encore vivante et bien portante.

La famille se compose de neuf enfants.

1° Une fille âgée de trente-huit ans, mariée et bien portante, mais nerveuse, violente et coléreuse. Elle vit séparée de son mari, qui l'a abandonnée pour une autre, gagnant laborieusement sa vie comme dentellière et élevant péniblement ses cinq enfants. Un de ces enfants, le plus jeune, est déclaré sur les registres de l'état civil comme fille, mais on serait maintenant très embarrassé pour se prononcer sur son sexe et on pourrait tout aussi bien le prendre pour un garçon. Les quatre autres sont bien portants et ne présentent rien de semblable.

2° Un enfant mort en bas âge. J... ne sait pas de quoi, et il a même oublié son sexe.

3° Un garçon mort à trois ans et demi, présentant des malformations des organes génitaux.

4° Une fille âgée de trente ans, nerveuse, violente, mais bonne au fond. Elle a eu des attaques de nerfs jusqu'à vingt-deux ans, époque de sa première couche. Ces attaques se manifestèrent pour la première fois à la suite d'une peur. Elle n'est point mariée et a eu trois enfants morts en bas âge, probablement de méningite tuberculeuse. Actuellement elle est encore enceinte.

5° Un garçon sobre, marié, père de deux enfants bien conformés.

6° et 7° Deux petites filles mortes en bas âge; on ne sait pas de quoi.

8° Une fille âgée de vingt-six ou vingt-sept ans, également mal conformée. C'est un être vicieux, débauché et ivrogne. Elle commença d'abord par se montrer comme curiosité dans les fêtes foraines; puis elle se fit actrice d'ordre inférieur, jouant aux Bouffes-du-Nord ou accompagnant les troupes en tournées. Elle s'habille tantôt en homme, tantôt en femme, servant indistinctement d'amant ou d'amante, également recherchée des matrones lubriques et des vieux libertins. En ce moment, elle vit « collée » avec une femme et, au dire de J..., « elles ont de quoi se satisfaire largement l'une l'autre, et de mille façons ».

9° Enfin notre gynécomaste.

J... a une tante maternelle très sujette aux migraines. De plus sa mère leur a souvent raconté qu'une de ses petites-cousines était probablement mal conformée. On prenait, dit-il, toutes sortes de précautions pour lui rabattre ses jupons quand elle jouait ou quand elle urinait. On a cru que cette pudeur exagérée n'avait d'autre but que de dissimuler une infirmité.

Je donnerai l'observation personnelle et détaillée de cet individu dans un des chapitres suivants.

Enfin le Dr Guillot me citait l'exemple d'un jeune homme de vingt-trois ans, fils d'une névropathe, qui, à l'âge de quinze ans et demi, a vu ses mamelles prendre un accroissement considérable; au bout de dix mois, elles avaient acquis le volume de celles d'une fille pubère, volume qu'elles ont toujours conservé depuis. Cet accroissement s'est fait sans douleur et sans amener aucune espèce de sécrétion. Ces mamelles présentent un mamelon rosé aux environs duquel sont implantés quelques poils longs et isolés.

La verge est normalement développée; cependant les testicules sont un peu plus petits que d'habitude, le pubis est garni de poils, mais ils remontent moins haut que chez la plupart des hommes de cet âge. Le bassin est large et évasé.

Les saillies musculaires sont peu prononcées et le tissu adipeux très développé.

On voit sur la poitrine un léger duvet, mais pas de poils.

H... a une figure imberbe, juvénile ; il paraît à peine dix-sept ou dix-huit ans. Le timbre de sa voix est élevé ; c'est un garçon coquet, efféminé, à la démarche nonchalante, aimant passionnément les fleurs et les odeurs. Il a la manie de l'ordre et chez lui il range tout avec une exagération ridicule.

VII

L'alcoolisme, qu'on retrouve toujours et partout, l'alcoolisme, l'alpha et l'oméga de toutes les dégénérescences, se retrouve aussi à l'origine de la gynécomastie.

Voici un fait où cette influence ne saurait être douteuse. Un alcoolique mort de delirium tremens engendre un débile gynécomaste.

D..., vingt ans, né à Puteaux (Seine), sans profession. Son père était un ivrogne ; il est mort dans un accès de delirium tremens. Sa mère est morte d'une affection cardiaque.

Bien qu'âgé de vingt ans, D... n'en paraît guère plus de seize. Il est d'une taille peu élevée. Ses formes sont efféminées ; cependant, il est assez bien musclé, mais plutôt comme une femme que comme un homme. Le panicule adipeux sous-cutané n'est pas développé d'une façon exagérée.

La tête est petite, les yeux sont vifs, la bouche grande, le teint coloré.

Le système pileux est peu développé. Le visage est imberbe ; on distingue à peine quelques poils de barbe sur la lèvre supérieure. Les membres sont complètement glabres. Il y a quelques poils follets sur la région sternale. Le pubis est assez bien garni, mais, comme chez la femme, les poils s'arrêtent brusquement et forment un triangle très nettement délimité. La peau est blanche et manifestement plus délicate que chez la plupart des hommes de cet âge.

Chose assez singulière chez un individu de cette espèce, D... n'est pas tatoué.

La voix a un timbre caractéristique. On fait chanter le sujet: on croirait entendre la voix grêle et aiguë d'une fillette de douze ou treize ans.

En examinant la bouche, on s'aperçoit qu'il existe encore des dents de la première dentition, qui aurait été retardée, au dire du sujet. La seconde dentition aurait été également retardée. A la mâchoire supérieure, il existe des intervalles entre les incisives et les canines; lorsqu'il rit, sa bouche ressemble, pour employer une comparaison un peu triviale mais juste, à une grille d'égout.

La verge est normalement conformée, mais elle est très courte et plus petite que d'habitude. Les bourses sont larges; les testicules sont manifestement plus petits que chez la plupart des adolescents de cet âge. L'épididyme est normalement placé; il ne mesure que 2 millimètres dans son plus grand diamètre. Le crémaster fonctionne bien; nous le voyons se contracter sous nos yeux. D... prétend qu'il n'a jamais vu de femmes. Mais il a des érections fréquentes et il avoue que, depuis l'âge de seize ans, il se masturbe environ deux fois par semaine. Il a des éjaculations.

La poitrine est arrondie et fait saillir un peu la chemise. Les mamelles, grosses comme des oranges, sont développées à peu près comme celles d'une fille de quinze ans. La peau qui recouvre la glande est blanche, fine, et présente quelques poils longs et durs. A la palpation, on a la sensation de la graisse.

Les deux mamelles sont d'égal volume.

Le mamelon est très bien développé, d'une couleur rosée; autour on aperçoit quelques petites saillies rappelant les tubercules de Montgomery. On ne voit pas le lacis de veines bleues sous-cutané, comme chez la femme.

D... est peu intelligent. Bien qu'il soit allé longtemps à l'école, il sait à peine lire et compter; il ne connaît même pas la table de Pythagore; il ne sait pas écrire. On n'a jamais pu lui apprendre aucun métier. A la prison de la Santé où je l'ai vu, on l'occupe à faire du papier de dentelle, travail qui ne demande aucune intelligence ni aucune adresse. Il suffit de poser une feuille de papier sur une matrice où est gravé un dessin quelconque et de frapper avec un marteau en plomb jusqu'à ce que le dessin se soit découpé dans la feuille de papier.

De plus, D... est un vagabond et un habitué des prisons. Il a déjà subi cinq condamnations pour maraudage, vagabondage, vol à l'étalage. Il ne témoigne aucun regret; aussitôt sorti, il recommencera et se fera enfermer de nouveau.

VIII

A côté de ces causes puissantes de dégénérescence, on en trouve d'autres moins actives, mais néanmoins encore singulièrement efficaces. On les retrouve aussi dans l'étiologie de la gynécomastie. Faneau de Lacour[1] a montré que les tuberculeux, et surtout les issus de tuberculeux, sont souvent des efféminés, et que chez eux les mamelles acquièrent quelquefois un développement anormal. Il cite en particulier deux faits où il s'agit manifestement de gynécomastes.

R... (Emile), vingt-deux ans, parqueteur.

Famille. — Sa mère est morte d'une hypertrophie du cœur, à l'âge de vingt-trois ans. Son père existe encore; il a cinquante-six ans.

---

1. Faneau de Lacour. *Du féminisme et de l'infantilisme chez les tuberculeux.* Paris, 1871. Thèse inaugurale.

Antécédents. — Il a eu une jeunesse maladive.

Début. — Tousse depuis quatre mois.

État actuel. — Poumon droit : respiration prolongée.

Poumon gauche. — Craquements ; crachats nummulaires caractéristiques. Sueurs assez abondantes la nuit.

Système pileux. — Cheveux bruns, remarquablement longs et fins, abondants ; sourcils très fournis ; cils très longs et très fins.

Barbe. — Moustaches médiocrement fournies ; absence presque complète de poils sur les autres parties de la face.

A peine quelques poils sur la poitrine.

Poils du pubis suffisamment développés et bien fournis.

Dents normales et très belles.

Ongles légèrement courbés, mais pas d'une façon caractéristique.

Organes génitaux. — Testicules manifestement moins développés qu'à l'état normal, do la grosseur d'un œuf de moineau ; véritable microrchidie ; verge peu développée.

Bourses tombantes, longues. Mamelles très développées. Le mamelon est aussi très saillant et très développé ; l'aréole, fortement pigmentée, tranche, par sa couleur brune, sur la décoloration de la peau qui recouvre la glande.

La glande mammaire présente un développement exagéré. Le malade nous dit qu'à l'âge de quatorze ou quinze ans, il eut les mamelles douloureuses, surtout celle du côté gauche. Cet état dura six mois, pendant lesquels les seins, surtout le gauche, se développèrent considérablement.

La douleur disparut, mais le gonflement persista.

Aspect général. — Ce malade présente une gracilité de formes tout à fait remarquable ; il a le pannicule adipeux sous-cutané très développé ; ce que nous n'avons pas trouvé chez la plupart des autres individus de sa catégorie.

La cause en est due apparemment à l'époque récente du début ; nul doute que, lorsque quelques mois auront passé sur sa tête, les sueurs profuses et les expectorations auront fait disparaître cette couche graisseuse qui, actuellement, imprime au malade un cachet féminin si caractéristique.

Voici maintenant la seconde observation.

M... (Jules), vingt-cinq ans, ferblantier à Paris.

Famille. — Son père est mort à vingt-deux ans de la suette miliaire ; sa mère est morte à vingt-cinq ans, tuberculeuse.

Antécédents. — Pendant son enfance, il était délicat, malingre, fuyant tous les exercices fatigants.

A cette époque, sans tousser continuellement, il avait cependant tous les hivers un rhume qui durait jusqu'au printemps.

Début. — Il y a quatre ans que la toux est devenue continuelle. Il eut une pleurésie, il y a deux ans.

État actuel. — Craquements et gargouillements à droite et à gauche au sommet.

Système pileux. — Cheveux abondants, fins et souples ; sourcils noirs, fournis, tranchant sur la pâleur du visage. Cils d'une longueur remarquable.

Le visage, malgré l'âge du malade (vingt-cinq ans), est presque glabre, et a l'expression très juvénile. La moustache est à peine indiquée par quelques poils follets courts ; il en existe également sur le menton et les joues une très petite quantité.

Poils de la poitrine absents. Poils du pubis normaux en quantité et en longueur.

Les bras et les jambes sont remarquablement glabres.

Peau. — La peau est blanche, fine, souple comme la peau d'une femme, le pannicule adipeux sous-cutané est très développé ; d'où une mollesse remarquable de tous les contours.

Dents. — Le malade nous apprend qu'à l'âge de deux ans, il n'avait pas encore de dents de lait, du moins c'est ce qu'il a entendu dire par sa mère.

Même retard dans la seconde dentition, qui n'a eu lieu qu'à douze ans, et d'une façon incomplète, ainsi que nous pouvons le constater.

Nous observons en effet plusieurs dents de la première dentition sur le malade.

La mâchoire supérieure présente trois dents de lait: la seconde incisive droite, la canine et la seconde incisive gauches (la canine est cariée, mais il est facile de la reconnaître pour une dent de lait).

Les autres dents sont pour la plupart cariées, quelques autres sont complètement détruites.

Ongles. — Légèrement hippocratiques.

Organes génitaux. — Les organes génitaux sont aussi remarquables que les autres parties de l'organisme chez ce sujet, qui est véritablement un type du genre.

La verge est microscopique; considérée pendant l'état de flaccidité, elle ne mesure, depuis sa base jusqu'à son sommet, que 5 cent. 1/2; sa circonférence à la base est de 4 centimètres et, à la base du gland, de 3 centimètres environ, toutes dimensions qui sont celles de l'organe d'un enfant de dix à douze ans.

Les testicules sont très petits, gros à peine comme des œufs de moineau, et le scrotum qui les recouvre est lui-même adapté à ces dimensions exiguës.

Mamelles. — Les mamelles sont très développées, l'aréole fortement pigmentée, saillante comme chez les femmes : on sent à la main les grains glanduleux de l'organe. Le malade rapporte qu'à l'âge de quatorze à quinze ans, il a éprouvé dans les deux seins des douleurs assez vives qui ont duré cinq à six mois. C'est à cette époque, dit le malade, que les mamelles ont pris le développement que nous observons aujourd'hui.

Le développement est remarquable, l'organe présente un diamètre horizontal d'environ 8 centimètres et un diamètre vertical d'environ 7 centimètres.

Le segment de sphère que forme la mamelle mesure à peu près 10 à 11 centimètres d'arc.

Appétits vénériens nuls.

Féminisme très prononcé. L'aspect général de cet individu est celui d'un jeune homme de dix-sept ans.

Enfin, voici un dernier fait qui m'est personnel, et où l'on pourrait encore remarquer l'influence héréditaire de la tuberculose.

A...., vingt-six ans, cordonnier, né à Bordeaux. Son père est mort tuberculeux. Sa mère est encore vivante et bien portante.

C'est un vagabond peu intelligent, à la parole lente et embarrassée, à la physionomie sournoise, sachant néanmoins lire et écrire. Il prétend s'être peu masturbé et il a commencé à voir des femmes à l'âge de dix-sept ans. Il avoue avoir fait pas mal d'excès de boisson.

Il ne se rappelle pas avoir souffert des seins, qui ont grossi petit à petit. Ils sont à peu près gros comme de petites oranges, avec une forme conique. La peau qui les recouvre ne diffère pas sensiblement de celle des régions environnantes. Il existe une aréole brune, très nettement marquée. Le mamelon est volumineux, saillant, rosé et long d'au .moins 1 centimètre. On dirait qu'il est dans un état d'érection constant.

La verge est assez longue, mais comme volume elle paraît au‑dessous de la normale.

IX

A côté de la tuberculose, de la scrofule, du lymphatisme, comme le veulent Villeneuve, Bédor et les anciens auteurs, je crois qu'on pourrait invoquer l'obésité.

L'obésité, à mon sens, n'est point une cause de gynécomastie, parce qu'elle surcharge de graisse la poitrine et exagère un peu le volume du sein. Non, car dans ce cas, il ne s'agirait plus de gynécomastie. En effet, outre cette surcharge graisseuse, on peut observer chez les obèses des mamelles dont le tissu glandulaire est hypertrophié, hypertrophie facile à sentir par la palpation et rendue encore plus perceptible à la vue par l'exagération du tissu adipeux. L'obésité agirait alors comme cause dégénératrice.

En voici un exemple.

L..., trente-cinq ans, ferblantier, né à Avranches. Son père, qui était obèse, est mort d'une congestion cérébrale. Sa mère est morte d'une pneumonie. Sa sœur est obèse.

L... est un garçon peu intelligent, bavard, querelleur, sachant néanmoins lire et écrire et gagnant bien sa vie.

D'un caractère nerveux et impressionnable, il se livre quelquefois à des actes de violence. Il est emprisonné pour avoir cassé la jambe, dans une rixe, à un individu avec qui il s'était pris de querelle.

Le jour de son entrée en cellule à la prison de la Santé, L... a été pris d'une sorte d'émotion angoissante et s'est mis à cracher le sang à pleine bouche. Ce phénomène lui était déjà arrivé une autre fois, à la suite d'une vive contrariété. C'est un de ces faits assez communs d'hystérie pulmonaire.

L... est obèse. Les seins sont volumineux comme des oranges, un peu pendants et grossis encore par le tissu adipeux qui les environne.

Ce développement exagéré des seins se produisit vers l'âge de seize ans; L... éprouvait alors souvent des douleurs. Mais depuis longtemps il ne ressent plus rien.

Le système pileux est bien développé.

Les organes génitaux sont très au-dessous de la moyenne. La verge, à l'état flasque, ne mesure que 6 centimètres. L... aime les femmes, mais sans exagération.

M. Variot a observé un cas analogue.

C'était un homme obèse, mais ses mamelles étaient développées comme celles d'une femme. Ses testicules avaient la grosseur de petits haricots. Sa verge était également atrophiée. Le pubis était recouvert de rares poils. Le visage était glabre. La lèvre supérieure était légèrement velue comme chez les femmes du même âge. La voix était grêle.

D'après les renseignements fournis par cet homme, il était carrier, avait été marié une fois, mais très malheureux en ménage : sa femme le trompait avec un voisin, il l'avait abandonnée.

Il avouait du reste que ses aptitudes génitales étaient très réduites. De là, peut-être, ses infortunes matrimoniales.

X

En résumé, toutes les causes de dégénérescence peuvent être causes de gynécomastie.

En tête marchent la folie, l'épilepsie, l'hystérie, les névroses, l'alcoolisme et, en seconde ligne, la tuberculose, la scrofule, l'obésité.

Ainsi donc, de par son hérédité, le gynécomaste est un dégénéré. Et il en porte en lui les stigmates physiques et psychiques.

CHAPITRE V

ORIGINES PATHOGÉNIQUES DE LA GYNÉCOMASTIE

I

Nous avons dit que, chez le gynécomaste, la mamelle s'hypertrophie, que le testicule s'arrête dans sa marche croissante et s'atrophie. Il semble que la nature retire d'une main ce qu'elle a donné de l'autre. Il semble qu'il y ait un des deux organes, mamelle ou testicule, qui, commençant son évolution en avant, amène ou accompagne la régression de l'autre organe.

Ne pourrait-on pas reconnaître là une manifestation de cette loi du balancement des organes dont parle Geoffroy Saint-Hilaire? « On peut regarder, dit-il, comme une conséquence de cet antagonisme du développement de certains organes, la possibilité de la réunion chez le même sujet de deux anomalies de volume : l'une par diminution, l'autre par augmentation. On a souvent observé ce genre particulier de balancement des organes[1]. » C'est ce que Gœthe avait déjà dit : « Une somme dépensée dans le budget de

_____

1. I. Geoffroy Saint-Hilaire. *Histoire des anomalies de l'organisme*, t. I, p. 216.

la nature en faveur de la mamelle exige de l'économie dans l'organe de la génération ».

Selon Olphan, cette idée de balancement ou de force compensatrice entre les deux organes doit être rejetée ; elle ne satisfait pas l'esprit.

Nous croyons cependant que la théorie de Gœthe et de Geoffroy Saint-Hilaire est vraie, au moins en partie, et que Olphan s'est trompé. Et, en effet, Olphan refuse d'admettre cette idée parce que, dit-il, elle est en contradiction avec les faits. Selon lui, beaucoup de gynécomastes ont des organes génitaux normaux et tous les caractères de la virilité. Donc il n'y a pas de balancement.

Mais, si on passe en revue les observations rapportées par Olphan, on s'aperçoit vite que, dans tous les cas de vraie gynécomastie, il y a atrophie plus ou moins complète des organes génitaux.

II

Il me semble donc difficile de nier qu'il y ait des rapports entre le développement des mamelles et celui des testicules. Cependant, je vois immédiatement surgir une objection.

Pourquoi, me dira-t-on, les individus adultes qui perdent leurs testicules, soit par mutilation, soit par atrophie, soit par orchite, ne voient-ils pas leurs formes viriles se féminiser et deux mamelles s'arrondir sur leur poitrine ?

On pourrait peut-être réduire l'objection par le simple raisonnement. En effet, si l'homme a dépassé la puberté, cet âge où il se produit pour ainsi dire une poussée de vie sur les mamelles et les organes génitaux, si chez lui le développement est complet, la nature ne pourra reporter sur un organe la force de vie et d'accroissement qu'elle destinait à l'autre. Il n'y a pas deux évolutions dans le développement de notre être, et la nature, qui suit une marche toujours la même, ne revient pas sur ses pas pour répandre sur le même individu une vie nouvelle.

Aussi rien d'étonnant à ce qu'un adulte qui perd ses testicules ne voie pas toujours des mamelles venir les remplacer. Néanmoins, tant la nature est fidèle aux grandes lois du développement, et quelque étrange que la chose puisse paraître, plusieurs faits de ce genre ont été observés.

Nous verrons, dans le chapitre suivant, qu'il existe des cas authentiques de gynécomastie accidentelle, par suite d'atrophie ou de mutilation des testicules.

III

Il est encore une objection que l'on ne manquera certainement pas de me faire. Pourquoi, me dira-t-on encore, les eunuques ne sont-ils pas toujours, ou du moins souvent, des gynécomastes? Mais l'eunuque a été castré dans sa première enfance. Il n'a pu avoir, au moment de la puberté, cette éclosion qui met des testicules dans le scrotum du jeune homme et des mamelles sur la poitrine de la jeune fille, puisque le germe qui devait amener cette éclosion a été tué dès le principe. Et puis, je crois que la gynécomastie complète ou incomplète n'est pas très rare chez eux.

Une des grandes objections d'Olphan contre la théorie du balancement des organes est précisément l'eunuchisme où, dit-il, on ne rencontre pas la gynécomastie, et il s'appuie sur des notes du médecin turc Sevastopoulo. « J'ai examiné, dit ce dernier, un grand nombre d'eunuques devenus des adultes; leurs formes sont viriles; aucun ne présente rien qui ressemble à l'hypertrophie glandulaire des seins. Je m'en suis assuré de mes propres mains. Quelques-uns, en prenant de l'embonpoint, ont un développement assez considérable du pannicule graisseux, mais pas la moindre trace de glande. » Je ne doute pas de la compétence ni de la véracité du Dr Sevastopoulo ; néanmoins, beaucoup d'auteurs se sont plu à reconnaître que les eunuques étaient souvent des efféminés. Il n'est pas jusqu'à Ambroise Paré qui ne soit de cet avis.

« Les eunuques et chastrez, dit-il, dégénèrent en nature féminine ; en signe de quoi ils n'ont pas de barbe, leur voix change, le courage leur fait défaut ; ils deviennent timides et honteux ; bref, sont inhabiles à plusieurs bonnes actions humaines et leur vie n'est que misérable[1]. »

Bédor a vu à la cathédrale de Cadix un eunuque gynécomaste. « J'ai moi-même, dit-il, souvent contemplé avec compassion, mais délectablement entendu un jeune castrat d'Italie attaché à la cathédrale de Cadix. Sa voix était comparable à celle de la plus brillante cantatrice. Il allait par la ville, donnant des leçons de musique aux demoiselles. Eh bien ! au travers du tissu souple et distendu de la longue et étroite soutane qu'il portait, il était aussi remarquable par la volumineuse rondeur saillante de ses régions mammaires que par les diverses excroissances implantées de longs poils isolés qui parsemaient sa grosse face blême, entièrement privée de barbe et rendue encore plus étrange par un immense chapeau à la Bazile dont il était coiffé. »

IV

Mais si, chez l'homme, l'arrêt du développement des testicules ou leur mutilation féminise l'individu et fait ses mamelles s'hypertrophier, ne verra-t-on pas l'inverse se produire chez la femme qui n'a plus d'ovaires ?

1. Liv. VIII, chap. 23.

On ne possède pas de documents sur ce sujet; néanmoins, Milne-Edwards[1] dit : « L'extirpation des ovaires exerce sur la constitution une influence remarquable : pratiquée dans le jeune âge, cette opération empêche le bassin de s'élargir et les mamelles de se développer; le pubis reste dénudé; les règles ne s'établissent pas. Il paraît que, dans quelques contrées de l'Asie, on a souvent occasion de rencontrer de ces eunuques femelles et qu'elles ont quelque chose de viril dans leur aspect et dans le timbre de leur voix. »

Selon Adelon[2], « la femme castrée revêt la constitution de l'homme; les fonctions sexuelles s'anéantissent; les règles cessent; les seins s'affaissent; en même temps, la peau perd sa blancheur; les formes deviennent viriles; le menton se recouvre de barbe et la voix devient rauque et grave ».

Je ne rapporterai pas ici cette histoire d'un châtreur de porcs qui exerça son art sur sa fille que ses débauches avaient irrité et qu'aucun moyen n'avait pu empêcher de forniquer. Le succès de l'opération aurait été complet, selon Frankins.

Virchow lui-même, paraphrasant la parole de Van Helmon, *proper solum uterum mulier est id quod est*, n'a-t-il pas dit : « La femme n'est femme que par les ovaires; toutes les propriétés spécifiques de son corps et de son esprit, de sa nutrition et de sa sensibilité nerveuse, la délicatesse et la rondeur de ses membres, tout cela et toutes les autres qualités caractéristiques de la femme sont dans la dépendance de l'ovaire. »

Il est bien peu de personnes qui n'aient pas vu, au moins une fois dans leur vie, une de ces femmes à barbe que l'on exhibe comme curiosité dans les fêtes foraines. Il suffit d'en avoir vu une pour se souvenir toujours de sa voix rauque, de ses formes masculines, de sa poitrine plate et

1. *Anatomie et physiologie comparées*, t. IX.
2. Art. Castration du *Dictionnaire en 60 volumes*.

musculeuse. Eh bien, des autopsies de femmes à barbe ont été faites, et on a constaté quelquefois l'absence des ovaires[1].

V

Il est une opération moderne qui aurait peut-être pu donner quelques éclaircissements là-dessus. Je veux parler de l'ovariotomie. Mais il est rare qu'on enlève les deux ovaires, et, si on l'a fait, c'était presque toujours après la puberté. Or, je l'ai dit, la nature revient difficilement sur ses pas. Souvent même, l'ovariotomie se pratique après la ménopause ; alors on n'enlève plus qu'un organe mort.

Et puis, n'a-t-on pas vu aussi l'ovariotomie pratiquée plus tôt amener quelquefois presque immédiatement les transformations de la ménopause, y compris l'affaissement des seins ?

VI

Tout le monde sait quelle relation existe entre les organes génitaux et la voix. Il suffit, pour en être convaincu, d'avoir entendu chanter une fois à la chapelle Sixtine les eunuques du Vatican.

Ce phénomène se rencontre même chez les animaux. Nous retrouvons dans les discussions de la Société zoologique de Londres le fait suivant : on voit quelquefois une poule faisanne prendre le plumage et la voix du mâle ; or, ces poules ont presque toujours des tumeurs de l'ovaire.

Pourquoi refuserait-on d'admettre une relation analogue entre les organes génitaux et les mamelles ?

1. Art. Ovaires du *Dictionnaire de médecine et de chirurgie pratiques.*

VII

Enfin, on sait que les nouveau-nés des deux sexes présentent, dans les premiers jours de la naissance, une sécrétion qui s'échappe par le mamelon quand on vient à le presser, et à laquelle les chimistes ont reconnu toutes les qualités du lait normal.

Ne sont-ce pas ces nouveau-nés qui, ayant une sécrétion lactée, l'ayant plus abondante ou plus longtemps continue, formeraient les futurs gynécomastes ?

Nathalis Guillot, Gubler, Depaul, ont démontré qu'elle disparaissait vers le vingtième jour, et nous verrons, dans un des chapitres suivants, à quelles causes on doit l'attribuer.

CHAPITRE VI

LA GYNÉCOMASTIE ACCIDENTELLE

I

J'ai dit, dans le précédent chapitre, qu'on pouvait voir la gynécomastie se développer accidentellement, à la suite d'une atrophie des testicules ou de leur mutilation, comme dans l'orchite ourlienne, par exemple. Lereboullet présenta en effet, en 1877, à la Société médicale des hôpitaux, un jeune soldat qui se trouvait dans ces conditions [1].

Cet homme, âgé de vingt-deux ans, d'une constitution très robuste, était très bien conformé et présentait tous les caractères physiques et physiologiques de la virilité, lorsqu'il fut atteint d'oreillons. La maladie sembla bénigne, et, au début de son évolution, on ne constata aucune réaction fébrile, aucune complication. Au bout de quatre jours, sans que le gonflement parotidien ait disparu, survint une orchite double. En deux jours, chacun des deux testicules atteignit le triple de son volume primitif. Les douleurs cependant restaient modérées, l'épididyme était intact.

La maladie évolua assez rapidement. Au moment où il fut admis à l'hôpital du Val-de-Grâce, le malade présentait

1. *Gazette hebdomadaire de médecine et de chirurgie*, 1877.

encore du gonflement péri-parotidien, et cependant l'atrophie du testicule était déjà en voie d'évolution. En vingt
jours, les testicules s'atrophièrent au point de ne plus offrir
que le volume d'un petit haricot. Mais, en même temps que
survenait cette atrophie testiculaire et que la puissance virile et les appétits vénériens disparaissaient, les mamelles,
jusqu'alors identiques à celles d'un jeune homme adulte et
bien conformé (le fait a été constaté, alors que le malade
avait été précédemment admis à l'hôpital pour une simple
bronchite), se développaient lentement et progressivement.

Aujourd'hui, sans qu'il existe cependant aucun autre
symptôme pouvant donner au malade des apparences extérieures qui caractérisent le féminisme, on peut constater
très nettement le développement notable des seins, qui
donnent à la palpation la sensation d'une glande à lobules
hypertrophiés et non celle d'un pannicule adipeux plus
abondant que de coutume, un lacis veineux sous-cutané
très apparent et qui augmente de jour en jour, un mamelon
qui s'érige sous l'influence d'une excitation un peu prolongée ; enfin l'absence de barbe, alors que les poils du
pubis restent très abondants et que le pénis a un développement normal.

Cessymptômes, dont on put constater très nettement l'évolution graduellement et lentement progressive, s'accompa-
gnèrent d'une perte absolue du sens génésique.

Tout dernièrement, M. Charvot communiquait à la Société
de chirurgie l'observation d'un jeune soldat qui, à la suite
d'une orchite ourlienne double, vit ses testicules s'atrophier,
devenir du volume d'un haricot. En même temps, les désirs
vénériens ne se faisaient plus sentir et il restait impuissant.
Bientôt après, les seins se mirent à grossir, prenant le
volume d'une orange, avec développement d'une aréole
bleuâtre [1].

1. *Semaine médicale*, 18 mars 1891.

II

L'orchite blennorrhagique peut produire des effets analogues. J'en trouve un exemple dans une observation d'Olphan, qui ne semble pas s'en être rendu compte [1]. Ce malade
était entré à l'hôpital pour une blennorrhagie compliquée
d'une orchite droite.

Un jour, au cours de la visite, le chef de service remarque
une tumeur au sein gauche, interroge le malade, qui répond
qu'il a cette tumeur depuis onze mois ; elle a grossi peu à
peu et sans le faire souffrir. A l'époque où il s'en est aperçu,
il avait déjà eu des rapports sexuels, et ses organes génitaux n'offraient rien de particulier.

Cette tumeur siège immédiatement sous le mamelon, qui
n'est pas proéminent et ne présente pas d'aréole colorée ;
elle est ovoïde, de la grosseur d'un gros œuf de poule ; par
le palper, on sent le tissu glandulaire.

La peau n'est pas adhérente, et les ganglions du voisinage
n'offrent rien de particulier. Elle est absolument indolente
aux pressions même assez fortes. Jamais le moindre écoulement n'est sorti du mamelon.

III

L'orchite traumatique peut amener des effets semblables.
Je n'en veux pour preuve que la curieuse observation rapportée par Lacassagne [2].

B..., âgé de vingt-deux ans, était d'une constitution très

1. *Loc. cit.*
2. *Gazette hebdomadaire de médecine et chirurgie*, 1877.

robuste, et, à l'âge de quinze ans, exerçant la profession de bateleur et soulevant fréquemment des poids très lourds, il présentait tous les attributs de la virilité, lorsqu'il fut atteint d'une orchite traumatique gauche.

Durant un mois, l'hypertrophie du testicule, très gros, très dur, très douloureux, fut combattue par un traitement antiphlogistique. Au bout de deux mois, B... reprenait ses exercices, mais le testicule fondait peu à peu, et cette atrophie progressive n'entravait en rien ni les fonctions génésiques, ni la force musculaire. Le malade déclare, en effet, avoir de fréquentes érections ; il réclame pour lui seul la paternité d'un enfant vivant et bien constitué, qu'il a eu au mois d'octobre dernier. Condamné pour voies de fait envers un supérieur et admis à l'hôpital dans le service des détenus que dirige M. Lacassagne, il présente en ce moment les symptômes suivants : le testicule droit est volumineux et d'une consistance normale ; le testicule gauche est atrophié, plus petit qu'une noisette ; la verge est bien conformée ; les érections sont faciles et fréquentes. Le malade avoue que, depuis qu'il est prisonnier, il se masturbe de temps en temps. Les poils sont bruns, abondants au pubis.

Mais les seins, qui (le malade est très affirmatif à ce sujet) se sont développés à l'âge de quinze ans et au moment même où survenait l'atrophie testiculaire, présentaient en ce moment le volume d'une grosse orange.

Ils sont durs et fermes, en tout semblables à ceux d'une femme bien développée. L'aréole est brunâtre, du diamètre d'une pièce de deux francs.

Le mamelon, peu volumineux, s'érige facilement, sans produire aucune sensation spéciale. Autour des deux aréoles on voit une couronne de poils ; à la palpation, on sent très nettement les lobules de la glande. La circonférence thoracique est de 91 centimètres au niveau de la ligne sous-pectorale, de 90 centimètres au niveau de la ligne bi-mammaire, et de 95 au niveau de la ligne axillaire.

IV

La castration peut également amener le développement exagéré des seins.

Gaillet, de Reims, rapporte qu'en 1850 il enleva un testicule à un jeune homme de vingt-huit ans pour un cancer de l'épididyme. Alors, dit l'auteur, la région mammaire se mit à saillir comme celle d'une jeune fille sur le point d'être réglée ; au centre se trouvait un mamelon bien conformé, avec une aérole brune présentant quelques poils. Le même phénomène s'est remarqué sur un individu de vingt ans, grand, bien conformé, à qui Gaillet avait également enlevé une tumeur de l'épididyme.

Ces sujets étant morts, on put faire l'examen anatomique et histologique de leurs mamelles.

V

Une mutilation accidentelle des organes génitaux a été aussi quelquefois la cause de l'hypertrophie des mamelles masculines.

Martin, médecin militaire, cite le fait suivant [1].

Un homme marié, père de famille, est atteint, dans un combat, d'un éclat d'obus qui lui enlève la verge et les testicules. Cet homme guérit, mais bientôt sa barbe tombe, sa voix change de timbre et ses mamelles s'hypertrophient.

Coffin [2] dit avoir vu un ancien sergent subir ces mêmes transformations. Cet homme était vigoureux ; il avait une

1. *Gazette hebdomadaire de médecine et chirurgie*, 1877.
2. *Gazette hebdomadaire*, 1877.

barbe touffue ; il commandait d'une voix forte et virile à ses hommes ; il avait une verge et des testicules volumineux. Il contracte une orchite syphilitique double ; ses testicules s'atrophient et deviennent petits comme des haricots. Alors les formes s'adoucissent, la voix se féminise, la barbe tombe, les cheveux deviennent longs et fins, la peau devient blanche, la force musculaire diminue ; il n'y a plus d'érections ni d'émission spermatique ; la verge devient comme celle d'un enfant de sept à huit ans ; la poitrine s'arrondit et les seins grossissent.

VI

D'autres fois, la marche des accidents est inverse. Un homme, à la suite d'un traumatisme sur la région mammaire, voit ses seins se développer et ses testicules s'atrophier.

En 1837, Thomson rapporte à la *Wesminster medical Society*[1] l'histoire d'un homme de quarante ans qui, dans un combat, fit une chute sur la poitrine. Quelques semaines après, ses mamelles deviennent grosses comme celles d'une femme, avec une aréole et un lacis de veines bleues. En même temps le testicule droit s'atrophiait presque complètement, et le gauche diminuait de moitié de son volume. Depuis, cet homme n'a plus éprouvé de désir sexuel, quoiqu'il eût, auparavant, beaucoup de goût pour les femmes, *much addicted to woman*, dit l'auteur anglais, et qu'il ait eu trois enfants.

Bergess, le même jour, prenant part à la discussion, rapporta aussi l'exemple d'un homme dont les testicules s'atrophièrent à la suite de l'absorption d'une grande quantité d'iode, et dont les mamelles prirent ensuite un accroissement considérable.

1. *The Lancet*, 1837.

VII

Il est impossible de ne voir dans ces faits qu'une simple coïncidence et de nier l'antagonisme qui existe entre les deux organes, mamelle et testicule.

CHAPITRE VII

LA MAMMITE DE LA PUBERTÉ

I

La mammite de la puberté est une chose essentiellement différente de la gynécomastie; cependant, comme les deux affections apparaissent souvent au même âge, il m'a paru indispensable de lui consacrer quelques pages dans le cours de cette étude. De plus, elles ne sont pas sans avoir quelque analogie. On pourrait presque dire que la mammite de la puberté est une gynécomastie aiguë, et la gynécomastie une mammite chronique.

Voyons d'abord comment se comporte la mammite de la puberté.

II

Chez l'enfant, on trouve dans la mamelle l'élément glandulaire au complet, avec les acini et les conduits excréteurs. Puis, les acini disparaissent, et les canaux galactophores deviennent de moins en moins visibles et de moins en moins nombreux, à mesure qu'on examine des mamelles de sujets plus âgés. En un mot, la glande s'atrophie avec l'âge. Néanmoins, au moment de la puberté, alors que l'enfant se modifie pour devenir un homme, il semble que la mamelle se ranime, subissant le retentissement de cette transformation générale. Aussi, c'est à cette époque que se montre la mammite de la puberté, c'est-à-dire entre seize et dix-huit ans, le plus ordinairement vers quatorze ou quinze ans.

III

Est-ce là une affection rare? Plusieurs auteurs le pensent. Je ne le crois pas. Sans doute les observations ne sont pas très nombreuses dans la littérature médicale, mais cela tient très probablement, pour ne pas dire certainement, à ce que, l'affection étant peu grave et peu douloureuse, la plupart des malades négligent de consulter le médecin. Chez beaucoup même la maladie ne consiste qu'en quelques picotements douloureux des seins, mais sans attirer autrement l'attention. « Ce n'est, dit Moizard, qu'une hyperhémie temporaire d'une glande encore incomplètement atrophiée dans laquelle, sous l'influence d'un mouvement général de l'organisme, on voit apparaître une dernière lueur de vitalité. »

IV

Les symptômes de la mammite de la puberté sont bien connus; je n'y insisterai pas longuement.

Généralement le malade ressent des picotements douloureux, des élancements dans les seins, qui deviennent un peu sensibles à la pression. Assez souvent, comme je viens de le dire, tout se borne à cela, et la maladie passe inaperçue.

D'autres fois les symptômes douloureux acquièrent plus d'intensité. Le sein devient très sensible à la pression et les frottements de la chemise sont très pénibles. La glande est rouge, gonflée, grosse comme une mandarine ou une petite orange ; le mamelon est saillant et l'aréole d'un rouge foncé. A la palpation on sent une sorte de gâteau glandulaire induré.

Généralement unilatérale, quelquefois bilatérale, cette mammite ne s'accompagne d'aucun symptôme général.

Ordinairement la maladie se termine par résolution, au bout de deux ou trois septénaires. Néanmoins, dans quelques cas exceptionnels, on a vu le sein suppurer. Velpeau en cite un exemple, et Moizard en rapporte un autre dans sa thèse.

D'autres fois enfin, les symptômes inflammatoires et les douleurs disparaissent assez rapidement, mais le sein reste dur et gros très longtemps, et cette induration peut même persister indéfiniment.

V

Quelles sont les causes de la mammite de la puberté ?

On a bien pu dans quelques cas invoquer des traumatismes, des coups, des chutes, des frottements, etc...; mais ces cas sont exceptionnels, et généralement la mammite apparaît sans cause appréciable.

Quelques auteurs, le professeur Lacassagne de Lyon, en particulier, ont cru remarquer que la mammite de la puberté était souvent causée par la masturbation. Les enfants qui se masturbent, me disait M. Lacassagne, ont le sein douloureux ; c'est même un signe précieux pour reconnaître l'existence des mauvaises habitudes chez les enfants. Il suffit de leur presser un peu la poitrine avec la paume de la main ; s'il existe un point mammaire douloureux, c'est qu'ils se masturbent.

J'ai fait des recherches dans ce sens, et je dois dire que, chez nombre d'enfants masturbateurs, je n'ai point trouvé ce point mammaire douloureux. J'ai également interrogé à ce point de vue des adolescents atteints de mammite, et cette étiologie ne m'a pas paru absolument nette, même dans les cas où ils avouaient se masturber.

Prenons un exemple.

L...., quinze ans, employé de commerce, se présente le 17 septembre 1888 à la consultation du Dr Bouchereau, à Sainte-Anne.

Son père était un homme violent et très nerveux ; il est mort tuberculeux. Sa mère est encore vivante et bien portante.

Il y a trois semaines, L... s'est aperçu que son sein droit devenait douloureux à la pression. Le frottement de sa chemise lui semblait pénible. Le sein s'est mis alors à gonfler. Actuellement, il est douloureux à la moindre pression et gros à peu près comme une noix. En comparant avec le côté gauche, qui est indemne, on constate une saillie notable. En palpant le sein, on sent un petit gâteau induré, grand environ comme une pièce de cinquante centimes. Le mamelon, qui semble érigé, a une teinte rouge foncé.

·L... n'a pas reçu de coups dans la région mammaire. Il avoue, avec beaucoup de réticences et en rougissant, qu'il se masturbe en moyenne deux fois par semaine, mais je ne serais pas étonné qu'il en usât avec plus de largesse.

L... est un garçon assez intelligent et assez instruit.

Ses organes génitaux sont normaux et son pubis est garni de poils. Sa figure est imberbe et ses membres sont glabres.

Rien d'efféminé dans les formes.

Ainsi L... avoue bien se livrer à l'onanisme, mais ses habitudes ne semblent avoir rien d'exagéré. Or, la plupart des enfants en font autant, et cependant ils échappent à la mammite.

Bien plus, Stumcke, un auteur allemand[1], soutient que les jeunes gens qui se livrent à l'onanisme, ou qui usent des plaisirs sexuels, sont épargnés par la maladie. Il va même jusqu'à se demander s'il ne serait pas possible, dans les cas où l'inflammation prend un caractère d'intensité considérable, d'user avec mesure de la satisfaction de l'instinct sexuel pour amener la résolution.

Mon collègue, le Dr Mayer S. Diamant-Berger, ancien interne à l'hôpital Rothschild, me communique un fait inédit, qui semblerait venir corroborer cette théorie du médecin allemand.

R..., dix-sept ans, apprenti tailleur, entre à l'hôpital Rothschild au mois de novembre 1887, pour des accidents de tuberculose pulmonaire au début.

Dans le courant de janvier 1888, il ressentit des picotements douloureux dans le sein droit, qui augmentait de volume et accusait bientôt la grosseur d'une mandarine, et cela sans réaction fébrile ni modification aucune de l'état général.

Cette mammite resta stationnaire pendant cinq mois, malgré les traitements divers mis en œuvre (compression ouatée, élastique, onguent mercuriel belladoné, etc.).

R... sortit de l'hôpital, en juin 1888, sensiblement amélioré au point de vue des signes pulmonaires.

N'ayant jamais eu de rapports sexuels antérieurement, il pratiqua alors le coït, en moyenne une fois par semaine. Au bout d'un mois la mammite disparaissait progressivement, et, peu de temps après, le sein était revenu à son état normal.

R... rentre à l'hôpital au mois de décembre 1888, toujours pour des accidents de tuberculose pulmonaire. Un mois après, la mammite reparaît. Il va sans dire que le

_____

1. Stumcke. *Ueber zwei formen von mastitis der Kinder. Journal der Kinderkrankheiten.* Décembre 1847.

malade avait dû cesser tout rapport sexuel. Cette seconde poussée présenta absolument les mêmes caractères que la première : même localisation à droite, même augmentation de volume, même sensation de chaleur locale et de picotements continuels.

R... quitte l'hôpital au mois de février 1889 et recommence à avoir des rapports sexuels. En moins d'un mois, sa mammite avait complètement disparu.

La corrélation entre la satisfaction des fonctions génésiques et le développement de la mammite semble bien évidente chez cet individu.

VI

J'ai tenu à citer ce fait et surtout à le rapprocher du précédent où la masturbation aurait produit un résultat inverse. Ils prouvent qu'il faut invoquer ces deux raisons à la fois, la continence et la masturbation, ou mieux qu'il ne faut les invoquer ni l'une ni l'autre. La puberté seule doit être mise en cause, avec les modifications organiques puissantes qu'elle entraîne et qui retentissent aussi bien sur la mamelle que sur le système génital.

Comme je l'ai dit, la mamelle est, à cette époque, un organe qui va disparaître et qui jette une dernière lueur de vie. Il se produit une hyperhémie que la moindre cause pourra venir augmenter et, par conséquent, qui pourra amener la mammite : ce sera un traumatisme léger chez l'un, la masturbation chez l'autre, la continence chez un troisième.

CHAPITRE VIII

LES FAUSSES GYNÉCOMASTIES

I

Il existe quelques affections du sein qui présentent avec la gynécomastie des ressemblances plus ou moins frappantes, et qui ont amené des confusions de la part des auteurs.

L'hypertrophie douloureuse des mamelles est une affection de ce genre, et Jose Maria Sojo Carmona lui a consacré quelques lignes dans sa thèse [1].

Un individu, n'importe à quel âge, voit un de ses seins ou même tous les deux, gonfler rapidement. Ils deviennent douloureux : quelquefois la peau est un peu rouge ; les seins restent plus ou moins longtemps dans cet état ; puis, cette hypertrophie disparaît lentement et progressivement, sans qu'on ait remarqué aucun trouble du côté des organes génitaux.

II

Cruveilhier cite un cas de ce genre [2].

G..., vingt-quatre ans, cordonnier, entré dans mon ser-

1. *Sur le sein douloureux.* Th. de Paris, 1887.
2. *Anatomie pathologique*, t. III, p. 55.

vice en octobre 1850 pour une variole, m'a présenté une mamelle droite qui avait le volume moyen de la glande mammaire d'une femme. C'est du tissu glandulaire noueux, et non de la graisse. Cet homme disait que son sein n'avait commencé à se développer qu'à vingt et un ans, et qu'il avait mis six mois à acquérir son développement actuel. Pendant tout ce temps, cet organe était tellement douloureux, que le malade en avait sollicité plusieurs fois l'extirpation. Aucun liquide né suinte par le mamelon. Depuis cette époque, il n'éprouve aucune douleur.

Nélaton a publié un cas analogue [1]. Il s'agissait d'un individu de vingt-trois ans qui avait le sein gauche hypertrophié et très douloureux. La mamelle avait même fini par prendre une consistance lobulée et le mamelon laissait échapper un liquide séreux et blanchâtre. Cette hypertrophie était survenue subitement, sans causes appréciables. Les organes génitaux étaient bien développés et le malade ne présentait aucun des caractères du féminisme.

Voici maintenant deux faits qui me sont personnels.

L..., trente-cinq ans, mécanicien, né à Tourcoing. Nous relevons dans ses antécédents héréditaires l'alcoolisme chez le père. Un de ses frères a eu des convulsions pendant son enfance et est resté infirme.

L... a fait lui-même des excès de boisson, buvant chaque jour trois ou quatre litres de vin et plusieurs petits verres de rhum.

Il y a trois mois, il a commencé à ressentir des élancements douloureux dans les seins, qui se mirent à gonfler.

Lorsque j'examine le malade, qui se trouvait alors à l'infirmerie de la Santé, dans le service de M. le Dr Petit, je trouve ses mamelles développées comme celles d'une fille de quinze ans. Au-dessous du mamelon et au-dessous de la peau ambiante, on sent un gâteau grand comme la paume de

1. *Gazette des hôpitaux*, 1886.

la main, dur, douloureux, rappelant la forme et la consistance d'une mamelle de femme.

Les mamelons sont un peu saillants et les glandes du pourtour de l'aréole un peu plus développées que de coutume. Il ne suinte pas de liquide par le mamelon. Les seins sont très douloureux à la pression et le malade souffre beaucoup.

Cet homme a de la barbe, un système pileux bien développé, des membres bien musclés, des formes viriles, une voix d'un timbre grave et des organes génitaux normalement développés. D'ailleurs, il a été marié ; il remplissait bien ses devoirs conjugaux, et il prétend qu'il a tout lieu de se croire le père d'un enfant que sa femme lui a laissé.

B..., vingt-quatre ans, jardinier.

Son père était un ivrogne ; il est mort d'une fluxion de poitrine. Sa mère, une femme très nerveuse, est encore vivante. Une de ses sœurs louche et est également très nerveuse.

B... est un garçon au front un peu étroit, sachant lire et écrire, mais d'un caractère nerveux et emporté. Il a passé presque toute sa vie en prison pour vagabondage, violences, vols.

Il raconte que ses seins ont commencé à augmenter de volume vers l'âge de seize ans. Ils furent pendant assez longtemps très douloureux. A dix-neuf ans, les douleurs avaient disparu et le volume exagéré de ces organes faillit le faire réformer. Il fut néanmoins soldat.

Actuellement, ses seins ont à peu près le volume d'une orange. A la palpation, on sent une masse glandulaire grosse comme une mandarine. L'aréole est colorée en rougebrun assez foncé et on y voit quelques poils longs et durs. Le mamelon est saillant, rosé.

La poitrine et les membres sont complètement glabres. Le triangle pileux pubien est mal développé. Les organes génitaux sont normalement conformés.

B... a commencé à voir des femmes vers l'âge de dix-neuf ans, mais il ne fit pas d'excès dans ce sens. Il reconnaît s'être beaucoup masturbé dans sa jeunesse, principalement au moment de la puberté.

Comme on le voit, ce qui caractérise cette affection, c'est son invasion en quelque sorte subaiguë, sa marche lente, sa durée presque indéfinie, son apparition spontanée, sans cause appréciable.

Dans aucun des cas observés, il n'a été possible d'invoquer un traumatisme ou toute autre raison étiologique ; tout ce que l'on a pu constater, c'est que, dans quelques cas, cette maladie a été la suite d'une mammite de la puberté passée à l'état chronique.

Quelques auteurs, Olphan [1] en particulier, l'ont confondue avec la gynécomastie. Et cependant, elle en diffère essentiellement. La gynécomastie est, en effet, une affection indolore et persistante, apparaissant généralement à l'époque de la puberté, et s'accompagnant d'un certain degré de féminisme et d'une atrophie plus ou moins prononcée des organes génitaux. Le gynécomaste est déjà presque un homme incomplet, il est au seuil de l'hermaphrodisme. Rien de tout cela ne se rencontre chez mes malades. Leurs mamelles grossissent accidentellement et à une époque souvent lointaine de la puberté ; cette hypertrophie est douloureuse ; enfin, ces individus ont des formes viriles ; ils sont bien constitués au point de vue génital, anatomiquement et physiquement.

Il s'agit donc dans ces cas d'une mammite spéciale, lésion mal connue, peut-être d'une inflammation débutant chroniquement, comme le pense Robelin, peut-être d'un processus pathologique propre au tissu mammaire, comme le donne à entendre Horteloup.

1. *Un mot sur la Gynécomastie.* Thèse de Paris, 1880.

III

Dernièrement, Leudet a décrit une affection spéciale de la mamelle chez les phthisiques, affection essentiellement différente de la tuberculose mammaire et présentant tous les symptômes d'une mammite.

Ordinairement unilatérale, quelquefois bilatérale, « cette affection se développe à la suite de douleurs accusées par les malades dans la paroi thoracique correspondante : elle se présente sous la forme d'une augmentation de volume de la totalité de la glande, sans induration partielle, sans coloration rougeâtre de la peau, sans adhérences aux tissus sous-jacents ni empâtement du tissu cellulaire sous-cutané. Le volume de la glande peut être relativement considérable. Celle-ci est le siège de douleurs spontanées, mais surtout de douleurs au contact ou à la pression, douleurs en général locales, ne s'irradiant pas dans les organes voisins [1] ».

Cette mammite peut durer plusieurs mois. « La période de décroissance de l'engorgement s'annonce d'abord par une modification des douleurs. On voit la douleur spontanée disparaître ; le malade peut supporter le contact de ses vêtements, puis la glande devient presque insensible à la pression [2] ». Dans aucun cas Leudet n'a constaté d'induration partielle dans la glande ni d'engorgement des ganglions lymphatiques. Dans aucun cas la terminaison ne s'est faite par suppuration.

Aux quatre faits observés par Leudet on doit en ajouter

1. Leudet. *De l'hypertrophie des mamelles chez les hommes atteints de tuberculose pulmonaire.* (*Arch. gén. de médecine*, janvier 1836.)
2. Leudet. *Loc. cit.*

un cinquième, observé par Blomfield presque au même moment[1].

Quelle est la nature de cette mammite, qui apparaît presque toujours au milieu des accidents graves de la tuberculose pulmonaire? Pour Leudet, il s'agit d'une irritation de voisinage causée par les lésions du poumon et de la plèvre.

Blomfield fait remarquer que, dans le cas qu'il a observé, le malade avait subi à différentes reprises des frictions sur la poitrine; ces manipulations répétées pourraient, selon lui, rappeler à la vie la glande mammaire, et telle pourrait être l'origine du processus inflammatoire. La théorie proposée par Leudet semble plus conforme aux faits et par conséquent plus admissible.

IV

Ce sont là, en somme, des affections qu'on pourrait confondre avec la gynécomastie, mais qui en diffèrent essentiellement. Ce sont, si l'on veut, de fausses gynécomasties.

1. James E. Blomfield. *Hypertrophy of the male mammary during phthisis. (The Practitioner*, mai 1886, p. 336.)

CHAPITRE IX

STRUCTURE ANATOMIQUE DE LA MAMELLE CHEZ LE GYNÉCOMASTE

I

La mamelle de l'homme, selon Luschka, comprend, à
l'état normal, un parenchyme très peu abondant composé
d'un stroma fibreux formé de tissu cellulaire, de fibres élas-
tiques et de fibres musculaires. Le tissu glandulaire ne
se reconnaît qu'à quelques vésicules glandulaires ; Luschka
n'a trouvé que quelques acini, unis par leurs prolongements
tubuleux en un conduit plus long, qui se perd dans le mamelon ; les vésicules sont recouvertes par une fine membrane,
un épithélium polygonal pourvu de noyaux granuleux.

Lesquels de ces éléments s'hypertrophient dans la gynécomastie ?

II

Selon Villeneuve, les mamelles du gynécomaste « sont
absolument privées de l'organe sécréteur du lait, et ne sont
composées que de tissu cellulaire abreuvé de sucs grais-

seux et lymphatiques qui y ont afflué dans des proportions extraordinaires ».

Le professeur Mayer, de Bonn, fit l'autopsie de l'individu qui s'appela d'abord Marie-Dorothée Durgé et ensuite Charles Durgé, ce castrat de la cathédrale de Cadix dont parle Bédor. « On ne peut distinguer dans ses seins, dit-il, de granulations glanduleuses; à leur place on trouve une quantité de petits globules d'une graisse rouge jaunâtre. »

III

J. Cloquet a pratiqué l'autopsie d'un infirmier de Saint-Louis, âgé de soixante ans, qui avait des mamelles aussi développées que celles d'une femme. On n'y trouva qu'un amas de graisse, sans nul rudiment de glande mammaire.

Lereboullet pense au contraire que souvent il ne s'agit pas d'une accumulation de graisse, mais d'une véritable hypertrophie glandulaire. Il appuie son opinion sur deux faits de Gaillet, de Reims, dont j'ai déjà parlé.

Voici ce qu'a donné l'examen cadavérique dans le premier cas : « La substance qui forme la mamelle offre la même densité que chez la femme grosse; couleur blanc rosé à la circonférence, blanc opaque, un peu laiteux au centre et vers le mamelon. A la coupe, on voit de petites saillies de la grosseur d'une tête d'épingle, présentant une couleur rosée qui paraît due à l'injection sanguine. En pressant, on fait sortir de ces petites saillies ouvertes un liquide blanc jaunâtre, opaque, épais, un peu visqueux; si on perce celles de ces petites saillies qui ne sont pas ouvertes, on peut faire suinter le même liquide.

« Le microscope fait reconnaître du colostrum avec ses corps granuleux, ses globules laiteux d'un volume varié, et enfin de l'épithélium propre aux culs-de-sac de la glande mammaire [1]. »

Dans le second cas, on retrouve encore la structure glanduleuse. « La pression faisait suinter par le mamelon un peu de liquide blanc jaunâtre, visqueux, ayant tous les caractères du colostrum. Sur la peau on voyait deux conduits galactophores qui se dirigeaient de l'épaisseur de la glande vers le mamelon. »

D'autre part, Lereboullet dit qu'il a lui-même constaté que souvent les mamelles du gynécomaste donnent, à la palpation, la sensation d'une « glande à lobules hypertrophiés et non celle d'un pannicule adipeux plus abondant que de coutume ».

Lacassagne et Olphan font la même remarque.

Comme on le voit, il est impossible de tirer une conclusion d'un aussi petit nombre de faits contradictoires. Néanmoins, les observations microscopiques ont une très grande valeur, et on ne saurait nier, après ces faits, que certains gynécomastes n'aient pas une véritable glande mammaire ; les cas de sécrétion lactée chez l'homme, dont je rapporterai quelques exemples authentiques un peu plus loin, sont également en faveur de cette théorie. Mais, d'autre part, on est forcé d'admettre que la mamelle du gynécomaste n'est assez souvent composée que de tissu adipeux. Nous avons quelques examens microscopiques en faveur de cette idée; en outre, souvent on n'a pas cette sensation lobulée dont parle Lacassagne et à laquelle Olphan attache une valeur de premier ordre.

En résumé, on peut dire que la mamelle du gynécomaste est composée, tantôt d'un tissu glandulaire analogue à celui de la mamelle de la femme, tantôt de tissu adipeux.

1. *Société de Biologie*, 1850.

CHAPITRE X

ROLE PHYSIOLOGIQUE DES MAMELLES
CHEZ LE GYNÉCOMASTE

I

A quoi servent les mamelles chez l'homme?

Dionis ne leur assigne qu'un seul usage, qui est de défendre le cœur.

Nous préférerions voir là simplement l'une des expressions de l'unité du type d'après lequel les deux sexes ont reçu leur organisation.

Mais, chez le gynécomaste, n'auraient-elles pas un autre rôle? Ne seraient-elles pas propres à sécréter du lait comme celles de la femme?

« Les mamelles des hommes peuvent former du lait comme celles des femmes, dit Buffon; on a plusieurs exemples de ce fait, et c'est surtout à l'âge de la puberté que cela arrive; j'ai vu un jeune homme de quinze ans faire sortir d'une de ses mamelles plus d'une cuillerée d'un liquide laiteux ou plutôt de véritable lait [1]. »

On cite un assez grand nombre de faits de ce genre.

1. *Histoire naturelle de l'homme.*

En voici un, que j'ai trouvé consigné dans le *Journal de Verdun* de 1771, et qui m'a paru curieux.

« Le nommé Martineau, vigneron de la paroisse de Saint-Thierri, près de Reims, homme d'une taille ramassée, riche en embonpoint, d'un tempérament mélancolique, et grand mangeur, rendait naturellement par le sein gauche une liqueur laiteuse. Ce sein commença à se développer à l'âge de puberté par les seuls efforts de la nature et parvint peu à peu à égaler en volume celui d'une nourrice. Les chaleurs rendaient plus fréquent l'écoulement, qui augmentait au point de jaillir par le mamelon et de ruisseler de lui-même entre les sillons des seins. Des sueurs abondantes et fétides, soit aux aisselles, soit aux pieds, soit aux parties naturelles, même un flux séreux provenant de l'anus ou de l'urèthre, évacuations qu'il éprouvait surtout dans les temps froids, y suppléaient, au rapport de ce vigneron. Ces phénomènes ont suivi les lois et l'ordre de l'économie animale depuis leur apparition jusqu'à leur cessation, arrivée à l'âge de cinquante-cinq ans. »

Ansiaux dit que l'individu qu'il a observé, bien qu'il n'eût qu'une mamelle, avait un écoulement, depuis l'âge de douze ou treize ans, par le mamelon, écoulement qui tachait le linge en jaune et empesait la chemise. Il s'accrut beaucoup vers l'âge de quinze ans et revenait toutes les semaines, s'accompagnant d'un prurit très vif.

L'un des sujets d'Handyside rendait également un liquide laiteux par les mamelles.

On cite des faits plus étranges encore.

De Humboldt raconte qu'il vit, dans ses voyages, un certain Francesco Lozano, d'Arénas, âgé de trente-deux ans, qui put donner deux ou trois fois par jour à téter, pendant cinq mois, à un enfant ; la mère était tombée malade, et le père, pour distraire cet enfant, lui aurait présenté les seins qui se mirent à grossir, et il s'en écoula bientôt un lait épais et sucré.

Carpentier de Méricourt, dans son *Traité des maladies des mamelles*, cite un cas à peu près semblable.

Un matelot, ayant perdu en pleine mer sa femme dont l'enfant tétait, lui présenta le sein pour calmer ses cris ; il fut surpris de voir qu'à force de succion l'enfant put se nourrir pendant toute la traversée.

Villeneuve refuse énergiquement de croire à ces faits sans les avoir vus.

Bédor, moins incrédule, dit : « Je me persuade pourtant qu'une telle succion, sur les gynécomastes, aurait, plus vite que chez les autres hommes, pour résultat d'amener la sécrétion lactée. Je m'incline aussi à croire qu'on l'obtiendrait d'autant plus tôt que leurs caractères sexuels seraient plus défectueux. »

Virey croit également que certains hommes ont pu rendre par les mamelons une sérosité laiteuse. « Ces hommes, ajoute-t-il, étaient d'une complexion molle, pauvres en barbe, et presque des eunuques. »

Il est impossible de nier ce fait, que des gynécomastes ont rendu par le mamelon un liquide ayant la consistance et la couleur du lait ; mais, comme aucune analyse chimique ni aucun examen microscopique n'ont été faits, on ne pourrait affirmer que ce fût véritablement du lait, bien que logiquement la chose soit possible, puisque l'on a constaté, dans quelques cas, une glande très analogue à celle de la femme.

II

Le mamelon du gynécomaste entre en érection comme celui de la femme, et cette érection peut amener des sensations voluptueuses. Ce fait d'ailleurs n'a rien d'extraordinaire, puisqu'il se produit normalement chez beaucoup d'hommes.

III

Chez la femme arrivée à l'époque de la ménopause, le sein, devenu inutile, comme l'utérus et les ovaires, subit avec eux une régression. La glande mammaire s'atrophie, subit une sorte de dégénérescence graisseuse ; le sein s'affaisse et devient flasque.

Le même phénomène se produit-il chez le gynécomaste arrivé à un certain âge ?

Peu d'observateurs ont suivi leurs malades assez longtemps pour pouvoir répondre à cette question. Chez le nommé Martineau, dont j'ai rapporté l'histoire plus haut, les mamelles ont subi une espèce de régression vers cinquante-cinq ans. On cite encore un ou deux faits de ce genre.

Malgré ce petit nombre de cas, je suis porté à croire que, chez l'homme, le sein obéit plus ou moins aux mêmes lois que chez la femme, et qu'il s'atrophie quand disparaissent les spermatozoïdes dans le testicule. Cette idée est du moins logique et rationnelle.

CHAPITRE XI

MORPHOLOGIE DES GYNÉCOMASTES

I

D'après Sappey, le mamelon, chez l'homme, répond en général à l'espace compris entre la 4ᵉ et 5ᵉ côte.

Chez le gynécomaste, la glande occupe à peu près la même situation, mais le volume en est considérablement augmenté. En effet, chez l'homme normalement constitué, la glande mammaire « a pour limite un espace circulaire dont le mamelon serait pris comme centre, et qui aurait 2 ou 3 centimètres de diamètre[1] ». Or, Jagot donne une observation recueillie dans le service du professeur Forge, à l'Hôtel-Dieu d'Angers, où on a pris des mesures sur un sein hypertrophié. « La base, dit-il, mesure 8 cent. 1/2 de diamètre et le sein proémine de 5 centimètres au-dessus de la poitrine du malade couché horizontalement. » En parcourant les observations, nous avons remarqué que les auteurs assignent au sein du gynécomaste, tantôt le volume d'une petite orange ou du poing, tantôt le volume d'une tête de fœtus à terme.

1. *Thèse de Chenet.*

J'ai cependant trouvé un cas de grandes mamelles pendantes rapporté par Petrequin[1] : « J'en ai vu un cas remarquable à Pavie, dit-il, chez un homme de quarante-cinq ans, gros de taille, fort d'embonpoint, et qui n'avait pu se marier à cause de cette difformité des mamelles, qui, semblables à une longue courge bouteille, pendaient comme celles des Hottentotes ; l'une d'elles avait 405 à 487 millimètres d'étendue. »

II

Sans vouloir faire ici une étude esthétique des mamelles chez le gynécomaste, je dois cependant décrire leur forme et leur aspect.

Sous ce rapport, elles diffèrent un peu de celles de la femme, et je crois que Villeneuve fait erreur quand il les dit « moins bien circonscrites et moins bien dessinées ».

Généralement la mamelle est à peu près régulièrement ovoïde : elle présente un sillon à son point de réunion avec les parties voisines, et ne se continue pas en s'étalant sur une large base. « On dirait une orange coupée par le milieu et appliquée contre le thorax[2]. »

Le mamelon est ordinairement saillant comme chez la jeune fille vierge et pubère ; il est entouré d'une aréole plus ou moins brune, suivant les sujets. On trouve assez souvent des tubercules de Montgomery sur cette aréole. La peau qui recouvre la glande mammaire chez le gynécomaste n'a généralement pas cette blancheur nacrée, cette finesse, que l'on rencontre chez la femme, et surtout « cette douceur au toucher, qu'on ne retrouve nulle part ailleurs[3] ».

Au lieu de ce duvet fin, soyeux et presque imperceptible,

1. *Annal. méd.-chirurg.*, p. 231.
2. Olphan. *Loc. cit.*
3. Tripier. Art. MAMELLES du *Dictionnaire encyclopédique.*

qui se voit sur la mamelle de la femme, on trouve souvent sur celle du gynécomaste des poils rares, isolés, longs et durs.

Quant à ce lacis de veines bleues, ce réseau sous-cutané qui, vu par transparence, donne à la peau une teinte marbrée et légèrement bleuâtre, plusieurs observateurs l'ont rencontré. Mais il peut souvent manquer.

Pour donner une idée plus exacte de l'état des seins chez le gynécomaste, je crois qu'il vaut mieux citer quelques faits.

Voici d'abord l'histoire d'un sujet dont j'ai déjà parlé dans un des précédents chapitres, à propos de son hérédité.

J... n'a jamais été malade. Il se rappelle seulement que, l'an passé, étant à la Santé, il a eu, pendant un mois, des maux de tête très violents. Il avoue avoir fait quelques excès de boisson; mais, dit-il, l'alcool agit peu sur lui, et il est obligé de boire de grandes quantités pour se « soûler ».

J... a vingt-huit ans. C'est un garçon assez instruit, d'une intelligence ordinaire, d'un esprit même assez éveillé, mais attaché surtout aux choses futiles, incapable d'un grand effort ou d'une attention soutenue. Il répond clairement à toutes les questions et sa mémoire est excellente; il se rappelle parfaitement toute son enfance, ses jeux avec ses petits camarades, leurs premières plaisanteries. Il n'est que médiocrement préoccupé par son état : seulement les plaisanteries de ses camarades l'agacent, et il est contrarié par cette idée qu'il ne pourra jamais se marier ni avoir d'enfants.

Au point de vue religieux, c'est un indifférent.

J... a subi deux condamnations : à vingt et un ans, il se fait enfermer une première fois pour complicité de vol. Un mauvais sujet, qui avait volé 1,000 francs chez ses parents, lui proposa de les manger avec lui, ce que J... accepta. Une seconde fois, il s'est fait condamner pour avoir insulté les agents et comme bonneteur.

J... a 1ᵐ,59 de taille. Sa physionomie est vive, son visage plutôt joli ; l'arc sourcilier, en particulier, est des plus harmonieux ; le nez est aquilin et très correct, les yeux noirs, les cheveux noirs et assez abondants, les arcades sourcilières sont un peu saillantes, le front est étroit, l'oreille bien faite, avec un hélix complet et un peu d'exagération de l'angle auriculo-temporal, le visage complètement imberbe.

La mensuration du crâne donne :

Diamètre antéro-postérieur : 171 millimètres.

Diamètre transverse : 151 millimètres.

Diamètre bizygomatique : 126 millimètres.

J... n'a plus de dents de lait, mais ses dents sont mal faites, inégales, écartées, surtout à la mâchoire supérieure.

La voix est douce, un peu tremblée, agréable, sonore, et d'une tonalité assez élevée sans être criarde, mais plutôt celle d'un homme que d'une femme. D'ailleurs, J... a chanté avec quelque succès dans certains cafés-concerts.

J... a commencé à marcher à un an et à parler à quatorze mois. Ses seins ont commencé à gonfler vers l'âge de douze ou treize ans, et leur développement ne lui occasionna que de très légères douleurs. Il se rappelle qu'à cette époque il était plutôt attiré vers les petites filles, leurs jeux et leurs travaux.

Les seins augmentèrent petit à petit et, à quinze ans, ils avaient acquis le volume qu'ils ont maintenant.

Actuellement, ils ont à peu près le volume d'une tête de fœtus. Un peu flasques, ils tombent comme ceux d'une femme qui a allaité. La longueur du sein, mesuré aussi exactement que possible de la base de l'organe au sommet du mamelon, est de 13 cent. 1/2, et la circonférence, prise à la base, de 30 centimètres. (Voy. pl. I.)

La peau qui recouvre les seins est fine, blanche, satinée, très douce au toucher, et sans le moindre poil. On voit sous la peau, par transparence, un très beau lacis de veines bleues, comme chez la femme.

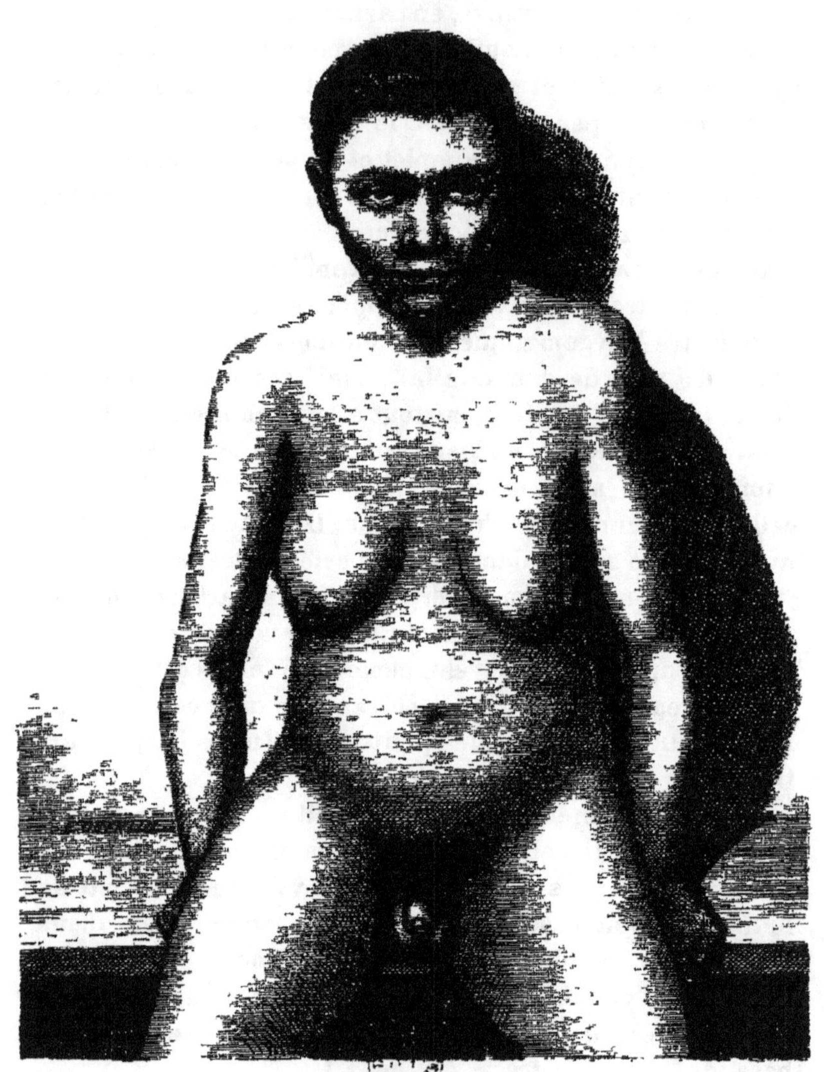

PLANCHE I

Le mamelon, peu saillant, légèrement rosé, s'érige sous l'influence d'un chatouillement ou d'une titillation. Il est alors long d'environ 1 centimètre. Il existe autour une aréole également très peu colorée et présentant quelques petits tubercules saillants, rappelant les tubercules de Montgomery chez la femme. Aucun liquide n'aurait jamais suinté par le mamelon.

En palpant le sein, on sent très nettement une masse glandulaire, du volume d'une orange.

La poitrine est glabre, ainsi que les membres, qui sont arrondis et sans saillies musculeuses. La peau est blanche et délicate comme celle d'une femme. Le bassin est élargi, et sa circonférence, en passant par les épines iliaques antérieures et supérieures, est de 87 centimètres.

La verge est peu volumineuse et très courte : elle ne mesure que 2 centimètres de longueur et une circonférence de 7 centimètres; pendant l'érection, elle acquiert 5 ou 6 centimètres de longueur. Le gland est petit comme une noisette, bien recouvert par un rudiment de prépuce qu'on peut relever.

Au-dessous de la verge il existe deux petits replis cutanés, longs environ d'un centimètre et demi et larges d'un demi. Ces replis simulent un embryon de grandes lèvres et de vulve; mais il n'existe pas de cul-de-sac.

Les testicules sont gros à peine comme des œufs de moineau. Le gauche est mou, plus petit que le droit, et on peut le faire remonter dans l'abdomen.

Le triangle pubien est très nettement délimité et bien garni de poils.

J... a commencé à se masturber à l'âge de sept ans; mais, à cette époque, il n'avait pas d'éjaculations, et celles-ci n'apparurent qu'à dix-sept ans. Aujourd'hui même, il lui arrive fréquemment de se masturber sans obtenir de résultat. Pendant son dernier séjour à la prison, comme je le questionnais sur ses habitudes d'onanisme et le priais de m'envoyer quelque jour un échantillon de son sperme pour l'examiner au microscope, il m'avoua qu'il s'était, à plusieurs reprises, longuement masturbé sans avoir pu obtenir une seule goutte de semence. Néanmoins, il assure qu'en présence d'une femme la grâce ne lui a jamais manqué et que l'éjaculation s'est toujours produite. Depuis l'âge de dix-huit ans, il se livre assez régulièrement au coït. Dans ces derniers temps, il avait une maîtresse avec laquelle il avait deux ou trois rapports tous les lundis. Seulement, cela le fatiguait beaucoup, et il était pris ensuite d'une envie presque invincible de dormir. Il ne lui répugnait point de toucher la poitrine de sa maîtresse, et celle-ci aimait, assure-t-il, à préluder aux autres caresses amoureuses en lui touchant les seins ou bien en les frottant contre les siens ou encore en lui titillant le mamelon avec la langue.

J.. ne s'est jamais senti de goût pour les hommes. Il a toujours refusé de s'habiller en femme. Des hommes lui ont proposé de l'entretenir avec largesse ; il a toujours refusé ces propositions.

C'est, en somme, un être incomplet, au physique au moins, un être que la nature a mal servi.

Voici maintenant un autre fait, emprunté à Olphan.

D...., dix-sept ans, né à Clermont-Ferrand.

Ce jeune homme présente une taille ordinaire, des formes masculines, une corpulence bien normale ; la face n'a pas de poils, ce qui n'a rien d'extraordinaire à cet âge ; le timbre de sa voix n'a pas encore subi la mue de la puberté.

La tête est bien développée, autant qu'on peut en juger sans prendre les mensurations craniométriques. Les épaules sont même larges.

Les deux seins présentent une tumeur de la grosseur d'une orange. Ces éminences se distinguent très nettement de ce que l'on remarque chez les hommes d'un certain âge, et qui ont un développement du pannicule graisseux ; au lieu de se continuer insensiblement avec les parties voisines, elles forment un relief circulaire; on dirait que, coupant une pomme par le milieu, on l'a appliquée sur la poitrine; si ces seins ne se tenaient très droits, on remarquerait très bien le sillon qui existait entre la paroi pectorale et la glande, comme chez les femmes dont les seins retombent.

Ces tumeurs se sont développées, depuis huit mois, d'une façon insidieuse et indolente. Si l'on entoure leur base d'un lac et qu'on prenne la mesure, on trouve 12 à 14 centimètres; elles paraissent hautes de 5 à 6 centimètres. La peau a sa coloration et sa mobilité normales; pas de lacis veineux sous-cutané apparent; le mamelon est saillant et l'aréole rose, sans tubercules ni poils.

On sent parfaitement, par le toucher, les lobes glandulaires.

Jamais d'écoulement d'aucune sorte. Le malade n'a pas su nous dire si, à certains moments, les mamelles entraient en érection.

Ces seins sont absolument semblables à ceux d'une jeune fille de cet âge, et si, cachant le reste de la personne, on les montrait seuls à quelqu'un, il commettrait sûrement une erreur de sexe.

Les deux testicules sont descendus; le droit est même plus volumineux que d'ordinaire; le gauche, au contraire, est assez fortement réduit dans son volume; l'épididyme paraît moins atrophié que la glande elle-même.

Le pubis est garni de poils. Le pénis est de forme ordinaire et présente un phimosis. Le malade a des désirs vénériens et il entre en érection pendant l'examen de ses organes génitaux; il prétend n'avoir jamais vu de femme, mais avoue des habitudes vicieuses.

III

. Il n'est pas rare de ne rencontrer qu'un seul sein hypertrophié chez l'homme.

. Cruveilhier en rapporte un cas dont j'ai déjà parlé.

Anciaux, dans sa clinique . chirurgicale, cite un homme qui avait la mamelle gauche aussi développée que celle d'une femme, mais sans vice de conformation des organes génitaux.

Dans une lecture faite à la Société obstétricale de Dublin par Foot et rapportée par *The quaterly Journal of medical Science*, il est question d'un garçon de quatorze ans qui avait une hypertrophie de la mamelle gauche, mais toujours sans arrêt de développement des organes génitaux, ni féminisme.

On trouve aussi dans *The medical Times and Gazette*, de Londres, l'histoire d'un enfant de treize ans, qui avait la mamelle droite volumineuse. Mais cet enfant paraissait au-dessous de son âge ; il était, dit l'auteur anglais, « *of rather delicat aspect* ».

. Morgan, dans *The Lancet* de 1875, rapporte encore le cas d'un marin qui, à seize ans, eut une hypertrophie de la mamelle droite, avec une aréole brune et lobulée comme celle d'une femme. Les organes génitaux étaient bien développés, « *fully and well developed* ».

Enfin, tout dernièrement, le docteur Folenfant, médecin militaire, nous racontait avoir vu une mamelle hypertrophiée chez un jeune conscrit, que l'on avait dû réformer pour cette raison.

Olphan cite aussi un fait du même genre.

R..., quinze ans, ouvrier en bronze, né à Paris.

Ce jeune homme est d'une taille au-dessus de la moyenne,

pour son âge; ses formes extérieures et l'expression de son visage sont celles des jeunes garçons de son âge.

Sa voix ne présente pas de timbre particulier. Il paraît avoir, de toute manière, le développement normal de son sexe et de son âge.

Depuis un an et demi, il s'est aperçu d'une grosseur qui se développait d'une façon lente et indolente au sein gauche.

Il présente autour du mamelon une tumeur de la grosseur d'une orange moyenne. On sent, par la pression, les canalicules glandulaires.

Le mamelon n'est pas saillant, l'aréole n'est pas colorée.

Cette petite masse hypertrophiée est assez mobile et parfaitement indolore, même aux pressions assez fortes. Rien de particulier à l'autre sein.

Les deux testicules sont descendus dans les bourses et présentent absolument un volume normal à cet âge.

La verge présente un développement qui n'offre rien de particulier. Le pubis commence à se garnir de poils. Ce jeune homme affirme n'avoir jamais vu de femmes; mais il a des érections et des désirs vénériens, et accuse des habitudes contre nature.

Nous reportons encore nos regards vers son habitus extérieur; nous constatons et faisons constater par des personnes présentes qu'il n'offre absolument rien de particulier, et que, si on le plaçait dans une école, par exemple, au milieu des jeunes gens de son âge, il ne s'en distinguerait absolument en rien.

I V

La polymastie se rencontre de temps en temps chez la femme; et, depuis Junia, fille de Junius Avitus et mère d'Alexandre Sévère, Junia qu'on avait surnommée « Mammea », jusqu'à Anne de Bolen, mère d'Henri VIII, et la belle madame Vitres de Trèves, les exemples en sont nombreux.

Mais ce phénomène est très rare chez l'homme. Nous ne connaissons qu'un fait de gynéco-polymastie, et encore deux mamelles seulement étaient hypertrophiées; les autres étaient rudimentaires. Ce fait curieux est rapporté par Handyside d'Edimbourg, dans le *Journal of anatomy and physiology*. Sur cinq enfants d'une même famille, trois présentaient cette anomalie (nous en avons déjà parlé à propos de l'hérédité). Le premier de ces enfants avait quatre mamelles sur la poitrine, les deux inférieures étant rudimentaires. Les deux mamelles supérieures étaient normalement situées, à exacte distance de la ligne médiane, et elles étaient plus développées que de coutume, *more fully developed than usual;* elles avaient un mamelon avec plusieurs papilles proéminentes. Elles s'étaient développées à seize ans. Cet homme était bien musclé, avait de belles formes, et ses organes génitaux étaient normalement développés, *fully developed and natural.*

Le deuxième enfant avait deux mamelles seulement, mais développées d'une façon tout à fait anormale, et laissant exsuder un liquide laiteux.

Enfin, le troisième enfant avait, comme le premier, quatre mamelles, les deux supérieures hypertrophiées.

Les deux autres enfants ne présentaient rien d'anormal sous ce rapport.

L'auteur ajoute que, dans la suite de leurs années, ces cinq enfants devinrent grands, forts, bien musclés, *big, strong, muscular and masculine.* Néanmoins il reconnaît qu'il y avait chez eux un mélange des traits des deux sexes, *blindig of the sexual features.*

V

Généralement, et à de rares exceptions près, le gynécomaste a des testicules d'un volume au-dessous de l'état normal, gros comme une noisette, disent la plupart des auteurs. La verge est aussi généralement plus petite qu'à l'état normal. On cite même des cas où elle existait à peine. Bédor prétend avoir vu un sujet dont « le pénis était d'une telle brièveté qu'entre le scrotum et le gland, il présentait à peine la longueur de ce dernier ».

Fanaglio a vu aussi un jeune soldat qui, avec un développement exagéré des mamelles, avait un pénis rudimentaire et un scrotum bifide[1].

Néanmoins, je dois reconnaître que, chez les individus qui n'ont qu'une seule mamelle hypertrophiée, il est beaucoup plus fréquent de rencontrer des organes génitaux normaux.

VI

Nous avons dit que les gynécomastes étaient le plus souvent efféminés. Nous retrouvons en effet chez eux quelques signes fréquents, pour ne pas dire constants, de féminisme ou de dégénérescence.

D'abord la voix, au lieu de ce timbre mâle qu'elle prend chez l'homme après la puberté, reste grêle comme celle d'un enfant, ou douce comme celle d'une femme. J'ai fait chanter un jour devant moi un gynécomaste. Une personne qui l'aurait entendu sans le voir, aurait affirmé que c'était la voix d'une fillette de treize à quatorze ans.

1. *Journal de médecine de Turin.*

Le système pileux est peu développé chez les hommes à mamelles: beaucoup n'ont pas de barbe ou ont un fin duvet sur la lèvre supérieure; les membres et la poitrine sont glabres; le pubis est généralement bien garni, mais, comme chez la femme, les poils forment un triangle et s'arrêtent brusquement.

La dentition est généralement retardée; assez souvent même ils conservent, jusqu'à l'âge de quinze et vingt ans, des dents de lait. Un des individus que j'ai observés présentait en effet ce phénomène. Ses dents étaient légèrement divergentes; il existait des intervalles entre les canines et les incisives, et sa bouche ressemblait à une grille d'égout, pour employer une comparaison un peu triviale.

Voici du reste une observation de Jagot, où toutes ces particularités sont notées avec beaucoup de soin [1].

Jacques Gouillet, âgé de ving-cinq ans, est né à Saint-Brandon (Côtes-du-Nord). Depuis son enfance, il se livre à des travaux pénibles et est aujourd'hui homme de peine dans une fonderie. Gouillet a la taille élevée, 1^m,72, l'habitus viril, le teint brun, mais il paraît timide.

Le tissu cellulaire est peu développé, tandis que les poils sont plutôt abondants que rares à la face et au pubis.

Tête. — La tête est petite, le front peu élevé. Voici la mesure des diamètres:

1º Occipito-bregmatique, 14 centimètres.

2º Occipito-frontal, 17 centimètres et demi.

3º Occipito-mentonnier, 19 centimètres;

4º Bi-pariétal, 14 centimètres et demi;

5º Bi-mastoïdien, 13 centimètres et demi.

La voix est mâle et le larynx suffisamment développé.

Thorax. — Le thorax est large; la circonférence, au niveau de la ligne axillaire, est de 92 centimètres; elle est de 96 au niveau de la ligne bi-mammaire.

1. *Gazette hebdomadaire de médecine et de chirurgie,* 14 septembre 1877.

Seins. — Le volume des seins est assez considérable pour avoir été remarqué, à l'auscultation, par-dessus la chemise; ils présentent une forme hémisphérique bien limitée, dont la base mesure 8 centimètres et demi de diamètre.

Ils proéminent de 5 centimètres au-dessus de la poitrine du malade, couché horizontalement; l'aréole est entourée de poils assez nombreux, les tubercules de Montgomery y sont bien plus accentués qu'ils ne le sont en général chez l'homme. Sous une mince couche de tissu cellulaire, on sent une glande volumineuse, dont les acini sont très perceptibles. Au dire du malade, ces organes auraient été plus volumineux au début de la puberté et d'une fermeté telle que la moindre pression était douloureuse.

Bassin. — Le bassin présente une largeur remarquable : 28 centimètres et demi d'une épine iliaque à l'autre. Sept autres malades adultes, mesurant de $1^m,70$ à $1^m,75$, ont donné, pour le même diamètre du bassin, une moyenne de 26 centimètres. Aucun ne dépassait 27 centimètres.

Membres. — Les membres sont vigoureux, le tissu cellulaire y est assez peu abondant pour que les saillies musculaires soient très accusées. Les pieds et les mains sont ceux d'un travailleur.

Organes génitaux. — La verge est plutôt petite que grosse. Le scrotum contient, à droite, un testicule normal, mais qui ne serait descendu dans le scrotum que vers l'âge de vingt-trois ans, le malade ayant éprouvé, à cette époque, dans le trajet du cordon, des douleurs assez vives. A gauche, au contraire, on trouve un testicule lisse, petit, dur, gros comme une petite olive. L'épididyme est mou et semble normal, ainsi que le cordon. Ce testicule n'a jamais été plus développé; le malade l'affirme.

Gouillet n'a pas d'instruction; il ne sait ni lire ni écrire, mais il n'a jamais été à l'école et semble aussi intelligent qu'un autre. Les questions qu'on lui fait sur sa difformité lui semblent désagréables, et il pleurerait volontiers à ce moment.

Il a peu de désirs vénériens, mais l'érection se fait cependant très bien. Il a contracté, à dix-huit ans, une blennorrhagie légère ; c'était la première fois qu'il avait des rapports sexuels. Il a été réformé au conseil de revision des Côtes-du-Nord. Mais, à l'époque de la guerre, il a cependant servi comme mobile.

VII

Outre ces signes de dégénérescence, le gynécomaste présente encore, lorsque l'on prend la peine de l'examiner dans son ensemble, quelque chose de particulier.

Chez lui, le pannicule adipeux est généralement très développé, la peau est blanche, les cheveux longs et fins ; le bassin est élargi, les hanches développées ; les membres sont ronds comme ceux de la femme, les muscles ne font point de saillies vigoureuses sous la peau ; les lignes de son corps sont pleines d'harmonie ; ses contours affectent une mollesse remarquable, en même temps que les articulations et les muscles combinent leur action pour donner aux mouvements cette souplesse, ce je ne sais quoi d'onduleux et de gracieux, qui est le propre de la chatte et de la femme. « Nous avons tous connu, dit P. Lorain, pendant les années de notre enfance, et plus tard grandissant avec nous, des enfants, des adolescents, puis des hommes, qui ne subissaient pas les mêmes transformations que les diverses étapes de l'âge amènent chez leurs camarades ; c'est ainsi qu'enfants, ils ressemblent plus à des filles qu'à des garçons ; adolescents, ils ressemblent à des enfants ; hommes, ils n'étaient qu'adolescents. Êtres singuliers, féminisés ou indéfiniment juvéniles, personnages imberbes, à longs cils, à cheveux fins, à teint pâle, à hanches très développées, souvent gras, ayant la voix grêle et présentant plusieurs des caractères de l'eunuchisme. »

Ce portrait saisissant que trace Lorain des efféminés s'applique admirablement aux gynécomastes qui, 8 fois sur 10 au moins, présentent tous les caractères du féminisme, ce premier pas vers l'hermaphrodisme. Pour compléter ce portrait, je ne saurais mieux comparer les gynécomastes qu'à ces Apollons Musagètes, que l'on voit au musée du Vatican, et auxquels, selon Winkelmann, il faudrait bien peu ajouter pour en faire des Minerves guerrières; ou mieux encore à cet hermaphrodite, mollement étendu sur une peau de panthère, qui dort de son sommeil de pierre dans le palais des Offices, à Florence.

CHAPITRE XII

APTITUDES GÉNITALES DES GYNÉCOMASTES

Nous venons de voir que les organes génitaux des gynécomastes étaient souvent atrophiés. Dans ce cas, que deviennent leurs aptitudes génitales ? Sont-ils impuissants ?

Je ne le crois pas. Presque tous ceux que j'ai observés avaient des érections suivies d'éjaculations. C'étaient, sans doute, des inférieurs sous ce rapport ; mais enfin, ils n'étaient pas impuissants. Du reste, beaucoup d'eunuques sont capables d'entrer en érection. Ils étaient même très recherchés des dames romaines, au dire de Juvénal :

Sunt quas eunuchi imbelles, ac mollia semper
Oscula delectent ac desesperatio barbæ.

Brantôme, dans sa crudité naturaliste, raconte aussi de drôlatiques histoires qui ne laissent aucun doute à cet égard. Et Frank assure que, dans une ville qu'il ne nomme pas, quatre castrats pervertirent tellement les mœurs du sexe, que la police fut contrainte d'interposer son autorité pour faire cesser des excès trop scandaleux.

CHAPITRE XII

APTITUDES GÉNITALES DES GYNÉCOMASTES

Nous venons de voir que les organes génitaux des gynécomastes étaient souvent atrophiés. Dans ce cas, que deviennent leurs aptitudes génitales ? Sont-ils impuissants ?

Je ne le crois pas. Presque tous ceux que j'ai observés avaient des érections suivies d'éjaculations. C'étaient, sans doute, des inférieurs sous ce rapport ; mais enfin, ils n'étaient pas impuissants. Du reste, beaucoup d'eunuques sont capables d'entrer en érection. Ils étaient même très recherchés des dames romaines, au dire de Juvénal :

Sunt quas eunuchi imbelles, ac mollia semper
Oscula delectent ac desesperatio barbæ.

Brantôme, dans sa crudité naturaliste, raconte aussi de drôlatiques histoires qui ne laissent aucun doute à cet égard. Et Frank assure que, dans une ville qu'il ne nomme pas, quatre castrats pervertirent tellement les mœurs du sexe, que la police fut contrainte d'interposer son autorité pour faire cesser des excès trop scandaleux.

Voici, d'autre part, une observation de Robelin[1], qui nous donnera une idée assez exacte des aptitudes génitales des gynécomastes.

Le nommé Laiset, âgé de vingt-quatre ans, charretier, d'une taille de cinq pieds trois pouces, entre au Val-de-Grâce, pour y être soigné d'un abcès dont il guérit en peu de temps.

Chargé de lui donner des soins, je m'aperçus un jour que ses mamelles étaient plus volumineuses qu'un homme ne les a ordinairement.

Cette particularité ayant fixé mon attention, j'explorai soigneusement les autres parties du corps, et voici ce que je remarquai. Les mamelles, très bien séparées, d'une forme demi-sphérique et d'une consistance assez molle, ressemblaient parfaitement à celles d'une femme. On sentait distinctement, comme chez le sexe, le corps glanduleux dont ces organes sont composés.

La poitrine était étroite, les épaules saillantes, la voix féminine et le visage enfantin et imberbe.

Les parties génitales, quant à leur conformation, ne différaient de celles de l'homme que par leur petitesse. La verge, semblable à un petit tubercule, pouvait avoir, pendant l'érection, suivant ce que m'a dit l'individu lui-même, un pouce et demi de longueur ; les testicules étaient comparables, par leur volume, à une petite noisette.

Je lui trouvai le bassin très évasé, le pubis proéminent et peu garni de poils ; ceux-ci manquaient aux jambes et aux bras, et se remarquaient en petite quantité à la région axillaire.

Du reste, le sujet avait peu d'embonpoint, il était même assez grêle. Je tirai de lui les détails suivants : né à Paris de parents bien constitués, il n'éprouva rien de remarquable depuis sa naissance jusqu'à l'âge de quatorze ans, époque à

1. *Loc. cit.*

laquelle s'annonça chez lui la puberté, dont il ne tarda pas à faire usage.

Ce fut à seize ans que se développa sa taille, qui passe aujourd'hui cinq pieds trois pouces, et qu'il vit ses mamelles prendre de l'accroissement.

A dix-huit ans, celles-ci se gonflèrent considérablement, jusqu'à devenir deux fois plus volumineuses qu'à l'ordinaire, et, dans cet état, elles distillaient une humeur séreuse, semblable à du lait. Obligé d'aller fréquemment à cheval, il éprouvait des secousses fort incommodes. Il essaya, pour se soulager, d'appliquer sur sa poitrine une plaque de liège afin de soutenir ses mamelles dont le poids le gênait extrême ment, et ce moyen lui réussit.

L'engorgement séreux subsista pendant deux années entières, c'est-à-dire jusqu'à l'âge de vingt ans, et depuis cette époque il ne reparut pas davantage. Cette singulière conformation ne l'empêche pas d'être gai et d'avoir toutes les habitudes qui se remarquent chez les autres hommes. Il faut cependant en excepter sa répugnance à toucher le sein des femmes, pour lesquelles il a d'ailleurs un goût prononcé, quoique assez mal partagé par la nature, du côté des parties de la génération.

II

Quant à savoir si le gynécomaste est fécond, la question est beaucoup plus délicate. Je crois que beaucoup d'entre eux doivent être stériles, sans cependant oser être trop affirmatif sur ce point, puisqu'au dire des anciens, on a vu des eunuques engendrer. Pythias, amie d'Aristote, était fille d'un eunuque, selon Suidas. Les Scythes, dit Hippo-crate, qui devenaient eunuques à force de monter à cheval sans selle ni étriers, se perpétuaient cependant. Malheureusement, personne n'a fait l'examen du liquide séminal chez les gynécomastes. Un des malades que j'ai observés à la prison de la Santé, ayant des éjaculations, on voulut profiter de cette occasion. Un administrateur malveillant et à vues étroites dénonça M. Variot au préfet de police, comme excitant les détenus à la masturbation.

Et l'honnête M. Herbette, le plus brouillon et le plus verbeux des bureaucrates, s'empressa d'enregistrer cette accusation idiote, cette calomnie, contre un homme qui jouit, parmi ses collègues des hôpitaux, de la plus haute estime.

III

Je me suis encore demandé si les gynécomastes, de par leur constitution physique, de par leurs instincts, ne seraient pas portés à la pédérastie.

On sait que les eunuques, dans l'antiquité, étaient presque fatalement voués à ce vice honteux.

Pétrone dit d'eux :

> ..... *Omnibus ergo*
> *Scorta placent, fractique enervo corpore gressus,*
> *Et laxis crines et tot nova nomina vestis,*
> *Quæque virum quærunt* [1].

Ce que Héguin de Guerle a traduit de la sorte :

> Brillant efféminé, compose ton sourire ;
> Livre tes longs cheveux aux baisers du zéphyre,
> Adonis et Vénus, d'un impudique amour,
> A tes autels douteux vont brûler tour à tour.

Tout le monde connaît l'histoire d'Eutrope, le premier eunuque qui osa exercer la fonction de magistrat romain

---

1. *Satyricon*, CXIX, p. 196.

et de général. Il fut plusieurs années l'amant de Ptolémée,
qui le donna au général Aristée, pour lequel il exerça les
fonctions de pourvoyeur. Il passa ensuite au service de la
fille d'Aristée lorsqu'elle se maria, et le futur consul était
alors employé à la coiffer, à lui présenter l'aiguière d'argent,
à la baigner et à l'éventer pendant l'été. J'ai interrogé tous
mes gynécomastes sur leurs habitudes génitales. Malgré
leurs dénégations, et sans néanmoins avoir de preuves certaines, j'en ai fortement soupçonné deux d'entre eux d'avoir
été pécher à Sodome.

CHAPITRE XIII

L'AME DES GYNÉCOMASTES

I

« L'état de dégénérescence mentale, dit Legrain, est constitué par le fait d'une accumulation plus ou moins considérable dans les antécédents héréditaires d'un individu, d'affections cérébro-spinales ou de maladies générales, retentissant sur le système nerveux, susceptibles toutes deux d'influencer la descendance [1]. »

C'est d'ailleurs ce que Morel avait déjà dit, en définissant les dégénérescences « des déviations maladives du type primitif ou normal de l'humanité [2] ».

Maintenant, voici pourquoi je range les gynécomastes parmi les dégénérés, ces rameaux flétris du grand arbre social, comme disait Buffon dans son style imagé.

II

Il existe, en effet, chez les dégénérés un état physique

1. *Du délire chez les dégénérés*. Th. Paris, 1886.
2. *Les dégénérescences.*

particulier et un état mental particulier. « Aux difformités
cérébrales qui se révèlent par des stigmates d'ordre psychique, correspondent des malformations nombreuses des autres
organes, qui se révèlent par des stigmates d'ordre physique. »

Legrain énumère les principaux stigmates physiques qui
marquent le dégénéré d'un cachet indélébile, et nous notons
les suivants : implantation vicieuse des dents, développement exagéré des glandes mammaires, bassin élargi,
féminin, atrophie des testicules.

Il suffit de parcourir mes observations pour voir que tous
les sujets présentent plusieurs de ces signes caractéristiques. D'autre part, j'ai prouvé que ce sont presque tous
des héréditaires, lorsque j'ai étudié les causes de la gynécomastie.

III

Mais à quelle classe de dégénérés appartiennent les
gynécomastes ?

Je n'hésite pas à les ranger parmi les débiles, ces êtres à
intelligence peu développée, qui possèdent peut-être
quelque mémoire, mais peu ou point la faculté d'assimila-
tion ; chez qui les impulsions souvent paralysent la volonté.
Enfants, ils ont eu toutes les peines du monde à apprendre
à parler ; adolescents, ils font le désespoir de leurs maîtres
et de leurs parents par leur inaptitude à tout travail et à
toute étude, par l'ingratitude de leur mémoire, leur impossibilité de fixer leur attention, et souvent par leurs vices
précoces et leurs mauvais instincts.

Le nommé Guimart, observé par Bédor, était manifestement un débile.

Voici d'ailleurs son histoire [1].

---

1. *Journal de médecine, de chirurgie et de pharmacie*, t. XXV, p. 171,
octobre 1812.

J.-B. Guimart, âgé de vingt et un ans, natif de Ginabat, canton de l'Ain, département de l'Auvergne, est l'individu dont il s'agit. Chargé de le visiter, je m'aperçus avec surprise, en lui découvrant la région épigastrique, que sa poitrine avait le même aspect que celle d'une fille bien constituée de quinze à seize ans, ce qui me porta de suite à vérifier le sexe du sujet dans son organe le plus caractéristique. J'y rencontrai tous les signes extérieurs du sexe masculin dans l'état naturel ; mais la verge, d'après l'aveu du malade, n'a jamais éprouvé la turgescence propre à l'acte vénérien ; et les testicules, quoique dans le nombre et la position qui leur sont le plus ordinaires, sont réduits pour le volume à celui d'une petite noisette. Reportant mes regards sur le premier phénomène que j'avais remarqué, je vis deux éminences hémisphériques très distinctes, circonscrites dans un espace d'environ quatre pouces, de chaque côté de la poitrine, sur l'épanouissement des grands pectoraux, et se perdant doucement du côté de leur jonction, comme vers le cou, les épaules et les hypocondres. Ces éminences ont une consistance et une mobilité exactement semblables à celle qui est déterminée chez les femmes par le développement des glandes mammaires. Elles sont de même revêtues d'un tissu plus blanc et plus fin que le reste du corps ; surmontées chacune d'un mamelon dont le chatouillement excite l'érection, et qui est entouré d'une aréole exempte de poils et ayant une couleur vermeille. Le toucher de ces parties lui cause une sensation douloureuse, principalement la tumeur gauche, qui est plus volumineuse que la droite, et dont il paraît ne supporter qu'avec peine le plus léger contact.

Le jeune homme est d'une faible complexion ; sa peau est blanche ; ses cheveux sont châtain clair ; il a le poil ras et un fin duvet se montre à peine sur son menton. Son idiosyncrasie se rapporte au tempérament pituiteux et flegmatique des physiologistes. Son air est humble et languissant; son visage est rond, pâle et bouffi ; ses yeux, couverts et enfoncés, paraissent n'oser soutenir les regards des autres. La taille est d'environ 5 pieds 3 pouces ; ses membres grêles, mais droits; toutes les formes généralement adoucies, mais les hanches pas plus évasées qu'à l'ordinaire. Les chairs sont lâches et molles, ses gencives sont décolorées, et l'émail de la plupart des dents gâté vers la couronne.

Le costume de notre sexe l'incommode, autant que les manières lui en paraissent étrangères; car une cravate, un gilet fermé pour se garantir du froid, gênent sa poitrine et lui causent de fréquentes oppressions, qu'il ne peut soulager qu'en se dépouillant le haut du corps.

Il m'a dit que son frère, Jean Guimart, de trois ans plus âgé, avait aussi une gorge, et encore plus considérable, mais que ses sœurs n'avaient rien de plus ni de moins que les autres femmes.

L'époque à laquelle ses mamelles se sont développées a précédé de plusieurs années l'âge où la puberté les fait s'arrondir chez les filles ; car il m'a dit qu'elles s'étaient formées vers la septième année.

Son langage est obscur, très incorrect, et quoique ayant vécu dans les casernes où, dit-il, il n'était pas mal, il n'a rien contracté de la jactance soldatesque.

Guimart, du plus loin qu'il s'en rappelle, fuyait toujours la lutte, la course, le saut, le jet de pierre, et avait de l'éloignement non seulement pour la gymnastique, premier plaisir des petits garçons, mais encore pour leur société.

En grandissant, son humeur nonchalante ne changea point. Il ne s'est, dit-il, jamais battu, mais seulement disputé de loin en gardant les moutons sur la montagne. L'habit de soldat qu'il porte maintenant ne semble guère l'avoir rendu plus belliqueux. Il craint les morts et surtout l'obscurité. Il a ce naturel timide qu'on ne doit qualifier du titre flétrissant de lâcheté que lorsqu'il fait manquer à ce que l'on se doit, et trahir les devoirs d'une place occupée volontairement dans la société. Il donna un trait de ce caractère le soir de l'incendie d'une maison. Il était si fort saisi de terreur qu'il ne savait où se mettre et pensait, à ce qu'il m'a dit, que les Anglais s'étaient emparés de la ville.

Apathique, de son propre aveu, il n'a jamais eu d'attachement pour personne, même dans sa famille; je le crois aussi incapable d'aversion. Mort à toutes les jouissances, la musique ne l'amuse pas, et il n'a jamais eu même l'idée de chanter.

Incapable d'aucun excès, un verre de vin lui suffit et davantage l'incommode au même instant.

Les deux sexes lui sont également indifférents et même étrangers; l'infortuné ignore et ne doit jamais connaître ce besoin qui sollicite de rechercher une cohabitation dont l'attrait dédommage à lui seul de tous les maux de la vie, et dont le résultat est si important pour la société. Enfin, on pourrait dire de cet être misérable qu'il offre l'exemple tout à la fois d'un homme manqué et d'une femme incomplète.

On n'a qu'à lire les autres observations que j'ai citées au cours de cette étude, et on n'aura pas de peine à se convaincre que presque tous les gynécomastes sont des êtres inférieurs au point de vue intellectuel, en un mot des débiles.

B..., un de ceux que j'ai observés à la Santé, bien qu'il soit allé à l'école assez longtemps, sait à peine écrire et ne connaît pas la table de Pythagore. Ses réponses, obscures et enfantines quelquefois, révèlent une intelligence très peu ouverte. D'ailleurs, il n'a jamais pu apprendre aucun métier. Chez lui la volonté est paralysée par les instincts : bien qu'il n'ait que vingt ans, il a déjà subi cinq condamnations pour vagabondage, maraudage, vol à l'étalage. Ce n'est pas un criminel dangereux; il reculerait devant la moindre violence, mais il est absolument incorrigible; il ne témoigne aucun regret de ce qu'il a fait, et il est probable qu'aussitôt sorti il recommencera. Ce cas est des plus nets. Ce gynécomaste est non seulement un faible d'esprit, mais c'est aussi un impuissant de volonté, un instinctif.

Seul le sujet observé par le Dr Guillot pourrait être rangé parmi les dégénérés supérieurs. C'est un être bizarre, un garçon paresseux, très préoccupé de sa personne, sans énergie, ayant la manie de l'ordre.

IV

Nous avons dit combien les eunuques se rapprochaient des gynécomastes. Eh bien, tous les auteurs ne se plaisent-ils pas à reconnaître le peu d'intelligence, les vices et les mauvais instincts des eunuques? Tous ne les peignent-ils pas comme des êtres vils, méchants et pusillanimes?

C'est à peine si, en parcourant l'histoire ancienne, on trouve quelques eunuques doués d'une intelligence supérieure, tant il est vrai que la dignité de l'homme réside en grande partie dans ses testicules.

On n'en cite que quelques-uns : Phavorinus, le philosophe ; Aristonicus, général de Ptolémée ; Narcès, chambellan de Justinien, qui commanda en chef et battit les Goths à Nocera ; Aly, grand vizir de Soliman II ; Kaffour, qui gouverna l'Égypte pendant vingt ans ; Hassan, qui défendit Alger contre Charles-Quint ; Sarou-Taki-Khan, premier ministre du schah de Perse.

D'autres ne furent élevés par les rois que pour de criminelles complaisances et pour le malheur des peuples : Sporus, sous Néron ; Plotin, sous Ptolémée ; Farinelli, sous Ferdinand III.

Les Romains avaient un tel mépris pour les castrats qu'ils refusaient leur témoignage en justice.

Tous ces faits historiques sont pleins d'enseignements, et il me semble bien difficile de ne pas faire des eunuques et des gynécomastes des dégénérés, des débiles et souvent des instinctifs.

V

Avant de terminer ce chapitre, je tiens à faire remarquer que ce que je viens de dire ne saurait s'appliquer à ces gynécomasties que j'ai appelées accidentelles. Dans ces cas, bien qu'il y ait déviation du type spécifique, elle est simplement accidentelle, et l'état mental de ces sujets ne présente absolument rien de particulier. Néanmoins, il n'est pas rare de les voir devenir lypémaniaques, lorsqu'ils ont perdu les attributs de la virilité.

Le docteur Martin cite le cas de trois soldats qui avaient eu les parties génitales externes complètement détruites par des éclats d'obus. On parvint à les guérir, mais tous trois tombèrent dans une tristesse profonde et peu après se suicidèrent.

Ces hommes, en effet, avaient gardé dans le cœur des passions avec le désespoir éternel de ne pouvoir les assouvir. Ils avaient conservé dans un des replis de leur encéphale le souvenir des ébranlements éprouvés à une époque antérieure, souvenirs assez puissants pour allumer en eux des désirs qui provoquaient un état d'éréthisme comparable à celui qu'ils éprouvaient autrefois. Mais ces souvenirs s'arrêtaient au seuil de l'organe anéanti; la vie alors leur devint intolérable et ils se suicidèrent.

On peut bien retrancher les organes extérieurs, mais on ne tue pas les désirs intérieurs. Ce fut là l'erreur d'Origène, de Léonce d'Antioche et de leurs sectateurs; ils se trompèrent en se rendant eunuques; leur chasteté n'était qu'involontaire, et ils s'ôtaient la gloire de résister par leurs propres efforts ; ils se créèrent des regrets sans se donner une vertu.

Tout le monde a lu aussi, dans je ne sais plus quel roman de Voltaire, l'histoire piquante de cette jeune fille qui s'endort sous un arbre et se réveille avec un homme à côté d'elle. Il la dévore des yeux et gémit douloureusement : *Que chiagura d'essere senza coglia !*

« Lorsque mon premier maître eut formé le cruel projet de me confier ses femmes, écrit un eunuque, et m'eut obligé, par des séductions soutenues de mille menaces, de me séparer pour jamais de moi-même, las de servir dans les emplois les plus pénibles, je comptai sacrifier mes passions à mon repos et à ma fortune.

« Malheureux que j'étais ! Mon esprit préoccupé me faisait voir le dédommagement et non la perte : j'espérais que je serais délivré des atteintes de l'amour par l'impuissance de le satisfaire. Hélas ! on éteignit en moi l'effet des passions sans en éteindre la cause ; et, bien loin d'en être soulagé, je me trouvai environné d'objets qui les irritaient sans cesse. J'entrai dans le sérail où tout m'inspirait le regret de ce que j'avais perdu : je me sentais animé à chaque instant ; mille grâces naturelles semblaient ne se découvrir à ma vue que pour me désoler ; pour comble de malheur, j'avais toujours devant les yeux un homme heureux. Dans ce temps de trouble, je n'ai jamais conduit une femme dans le lit de mon maître, je ne l'ai jamais déshabillée, que je ne sois rentré chez moi la rage dans le cœur, et un affreux désespoir dans l'âme.

« Voilà comment j'ai passé ma misérable jeunesse. Je n'avais de confident que moi-même. Chargé d'ennuis et de chagrins, il me les fallait dévorer, et ces mêmes femmes que j'étais tenté de regarder avec des yeux si tendres, je ne les envisageais qu'avec des regards sévères ; j'étais perdu si elles m'avaient pénétré. Quels avantages n'en auraient-elles pas pris !

« Je me souviens qu'un jour que je mettais une femme dans le bain, je me sentis si transporté, que je perdis entièrement la raison, et que j'osai porter ma main dans un lieu redoutable. Je crus que ce jour était le dernier de mes jours[1]... »

1. Montesquieu. *Lettres persanes*, lettre IX.

CHAPITRE XIV

LES GYNÉCOMASTES DANS LA SOCIÉTÉ

I

Le gynécomaste est-il apte au mariage?

Bédor n'hésite pas : « La gynécomastie, dit-il, établit, sinon une preuve assurée, au moins une assez forte présomption d'impuissance pour devoir détourner de tout mariage dont le but serait de ne pas rester sans postérité. La réponse d'un médecin devra être dans ce sens lorsqu'il se trouvera requis d'éclairer une famille sur ce point. »

Si un gynécomaste venait me demander s'il peut se marier, je lui demanderais à faire l'examen microscopique du liquide spermatique, et c'est de cet examen que dépendrait ma réponse.

II

Enfin, dernier point : les gynécomastes peuvent-ils être soldats?

Larrey et Roblin n'hésitent pas à les réformer. Je suis

absolument de leur avis. Il est évident, bien que les mamelles soient indolentes, qu'il leur est très difficile et très pénible de porter le sac avec cette difformité. D'ailleurs, le sujet cité par le D' Follenfant, dont j'ai déjà parlé, a dû être renvoyé après un passage de quelques semaines à la caserne. Il ne pouvait supporter la bretelle du sac.

J'ajouterai que, placer un jeune homme avec des mamelles et des grâces de femme dans une chambrée, serait presque un encouragement à la pédérastie.

CHAPITRE XV

TRAITEMENT DE LA GYNÉCOMASTIE

I

« On doit considérer la gynécomastie comme un mouvement de la nature et la respecter », dit Olphan.

Aussi, les procédés de Paul d'Égine et d'Albucasis doivent être complètement rejetés. Voici, simplement à titre de document historique, celui que conseillait Paul d'Égine : « Il est bon d'opérer, dit-il, cette difformité naissante qui donne l'air efféminé. Faisant donc une incision en croissant, à la partie inférieure de la mamelle, nous disséquons et nous enlevons la graisse, puis nous réunissons par des points de suture[1]. »

II

On pourrait peut-être, chez certains gynécomastes, pour éviter les frottements, et, par suite, les inflammations, soutenir les seins avec une ceinture de laine ou même avec

1. Paul d'Égine. Trad. Briou, XLVI.

un corset. « C'est le seul cas, dit Villeneuve, où les hommes puissent porter sans honte cette espèce de vêtement dont quelques efféminés de nos jours font un usage grandement ridicule, pour ne pas dire plus. »

SECONDE PARTIE

LES · HERMAPHRODITES

CHAPITRE PREMIER

HISTORIQUE

I

S'il faut en croire la *Genèse*, le premier hermaphrodite aurait été Adam : « *Et creavit Deus hominem ad imaginem suam ; ad imaginem Dei creavit illum, masculum et feminam creavit eos*[1]. »

En Egypte, on considérait Astarté, la déesse de la lune, comme étant à la fois mâle et femelle ; et on retrouve dans les poètes anciens des traces de cette légende.

D'après la mythologie, Hermaphroditus, fils d'Hermès ou Mercure et de Vénus Aphrodite, était, au dire d'Ausone, un hybride qui tenait à la fois des traits de son père et de sa mère. *Cujus erat facies in quâ paterque materque cognosci possint, nomen traxit ab illis.*

Ovide raconte, dans ses *Métamorphoses*, que la nymphe Salmacis demanda à s'unir à Hermaphroditus d'une manière indissoluble. *Nulla dies,* dit-elle, *a me nec me diducat ab illo.* Ses vœux furent exaucés, et ils ne formèrent plus qu'un seul individu. *Vota suos habuere Deos, nam mixta duo-*

1. *Genèse,* ch. i, v. 27.

rum corpora junguntur, faciesque inducitur illis. Salmacis optato juncta est nympha marito; felix virgo sibi, si scit inesse virum. Et Ausone félicite Hermaphroditus de son bonheur : *Et tu, formosæ juvenis permixte puellæ, bis felix, unum si licet esse duos.*

Ovide se demande quel être étrange a formé leur réunion :

Nec duo sunt, sed forma duplex, nec femina dici,
Nec puer ut possent, neutrumque et utrumque videntur.

Ovide contestait ainsi aux hermaphrodites cette prérogative si enviée d'une double puissance génitale. Ausone était du même avis. *Concretus sexu,* dit-il, *sed non perfectus utroque, ambiguæ Veneris, neutro patiundus amore.* Lucrèce les déclare également impuissants : *androgynum neutrum, inter utrumque ab utroque remotum.*

Les anciens croyaient aussi aux changements de sexe.

Telle est la fable de Tirésias. Il avait marché sur des serpents accouplés et avait tué le mâle : il était devenu femme. Sept ans après, à la suite d'une même rencontre, il tua la femelle et redevint homme. Schyton, au dire d'Ovide, fut également homme et femme tour à tour :

Nec loquor, ut quondam natura jure novato
Ambiguus fuerit modo vir, modo femina, Schyton.

Cœneus fut homme et femme, assure Virgile : *Et juvenis quondam nunc femina Cæneus, rursus et in veterem fato revoluta figuram.*

Ausone a vu un oiseau mâle qui est devenu femelle : *pavaque de pavo constitit ante oculos.* En Campanie, un éphèbe devint tout à coup jeune fille : *unus epheborum virgo repente fuit.* Mais, cette fois, il n'a pas été témoin du fait et n'est pas loin de le considérer comme une légende : *nova res,* dit-il, *et vix credenda poetis.*

II

Les anciens considéraient la naissance d'un hermaphrodite comme un mauvais présage. A Athènes, on les précipitait dans la mer ; à Rome, dans le Tibre.

Tite-Live rapporte que, sous le consulat de Messalus et de Licinius, en Ombrie, un hermaphrodite fut mis à mort, sur avis des aruspices, et un autre à Lune, en Etrurie, sous le consulat de Metellus et Fabius Maximus.

Cicéron lui-même considère la naissance des hermaphrodites comme un des prodiges qui annoncent de grandes calamités publiques : *Quid ortus androgyni, nonne fatale quoddam monstrum fuit ?*

Lucrèce voit aussi dans la naissance d'un androgyne, un signe de malheur : *Multaque tunc tellus etiam portenta creare conata est.*

Les notions scientifiques que l'on possédait alors sur l'hermaphroditisme étaient bien vagues et bien incertaines.

Aristote l'avait observé chez les chèvres. Strabon en avait vu quelques exemples dans l'espèce humaine. Pline est un peu plus complet, mais guère plus sérieux. Il admet l'existence des hermaphrodites : *Gignuntur et utriusque sexus quos hermaphroditos vocamus, olim androgynos vocatos, et in prodigiis habitos, nunc vero in deliciis.*

Il assure qu'il existe un peuple hermaphrodite au pays d'Afrique, peu au delà des Nausamones, à côté des Moscliens. Il admet aussi les changements de sexe. *Ex feminis mutari in mares non est fabulosum,* dit-il. *Invenimus in annalibus, Licinio Crasso et C. Cassio Lopino consulibus, Casini puerum factum ex virgine.* Il a même été témoin d'un fait semblable : *Ipse in Africâ vidi mutatam in marem nuptiarum die L. Cassicium, civem thyrdritanum.* C'est le jour de son mariage que l'infortuné Cassicius vit cette transformation s'accomplir. A Argos, un hermaphrodite, marié comme femme, eut ensuite de la barbe et tous les signes de la virilité ; il prit même une épouse.

III

On a voulu voir dans l'hermaphrodisme une allégorie correspondant aux deux grands vices de l'antiquité : la pédérastie et le tribadisme. Il y a là, à mon sens, une grande erreur et une fausse interprétation des textes anciens. Tous les historiens ont dépeint Néron comme un pédéraste éhonté : personne n'a jamais songé à en faire un hermaphrodite.

Nul doute que les pédérastes et les tribades recherchaient, pour leurs plaisirs contre nature, ces êtres au sexe en apparence indécis, et qui pouvaient leur donner tour à tour l'illusion du mâle et de la femelle. Mais, de là à conclure que l'hermaphroditisme était la même chose que le tribadisme et la pédérastie, il y a loin. Seule une épigramme de Martial indique que quelques femmes pouvaient remplir incomplètement auprès d'autres femmes le rôle d'un homme : *mentiturque virum prodigiosa Venus.*

IV

Le droit romain s'est préoccupé en plus d'un endroit des hermaphrodites.

D'abord, Ulpien se demande quel sexe il faut leur attribuer. *Quæritur hermaphroditum cui comparamus ? et magis puto ejus sexus æstimandum qui in eo prævalet.* Nous ne nous prononçons pas autrement maintenant encore.

Ulpien se demande ensuite si l'hermaphrodite est capable de la puissance paternelle, et s'il a le droit d'hériter. Le jurisconsulte latin admet l'affirmative, si les organes masculins prédominent. *Hermaphroditus plane, si in eo virilia prævalebunt, posthumum heredem instituere poterit.*

Enfin, l'hermaphrodite peut-il être témoin d'un testament? A Rome, cette capacité n'appartenait qu'au mâle. La question se résout encore par la considération du sexe qui prédomine : *Hermaphroditus an ad testamentum adhiberi possit qualitas sexus incalescentis ostendit.*

V

Le moyen âge, si ami du merveilleux, vit dans les hermaphrodites des monstres envoyés par Dieu dans sa colère, et présageant les plus grands malheurs.

L'hermaphrodisme donna même lieu à une hérésie. Une opinion s'était établie, d'après ce passage de la Genèse que j'ai cité plus haut, qu'Adam était hermaphrodite. Une pieuse dame, dit Voltaire dans son *Dictionnaire philosophique*, « était sûre qu'Adam avait été hermaphrodite comme les premiers hommes du divin Platon ».

S'appuyant sur un ancien édit de l'empereur Constantin, qui avait ordonné de faire périr les hermaphrodites : *Hoc tertium hominis genus e vita tolli et auferri constituit,* — presque tous les théologiens de l'époque voulaient qu'on les mît à mort.

Bauhin écrit, à la fin du XVIᵉ siècle : « Quant à l'être, moitié homme et moitié femme, qui fait injure à la nature, il doit être mis à mort. »

Schenkins, Zaunschleifer, Mollerius, Teichmeyer, partagent la même opinion.

Au xviie siècle, Riolan reproduit encore l'opinion de Bauhin.

Pourtant, on ne tarda pas à faire grâce de la vie à ces misérables, tout en leur enlevant la plupart de leurs droits civils et religieux. Mollerius discutait gravement, pour savoir si on devait les baptiser.

Quant au mariage, on le refusait, si aucun sexe n'était distinct; si l'un des sexes prévalait, le mariage avait lieu suivant ce sexe. Dans le doute, dit Baldi, on laissait le choix du sexe à l'hermaphrodite, mais en lui faisant jurer de s'en tenir au sexe choisi.

« A ceux-ci, dit Ambroise Paré, qui ont les deux sexes bien formés et s'en peuvent aider et servir pour la génération, les lois anciennes et modernes ont fait et font encore élire de quel sexe ils veulent user, avec défense, sous peine de perdre la vie, de ne se servir que de celui duquel ils auront fait élection. » Il ajoute : « Et aucuns en ont abusé, de telle sorte que, par un usage mutuel et réciproque, paillardaient de l'un et de l'autre sexe, tantôt d'homme, tantôt de femme, à cause qu'ils avaient nature d'homme et de femme proportionnée à tel acte. »

Zacchias a vu des faits du même genre : *Habes historias nonnullas hermaphroditorum qui et pro viris habebantur et uxorem duxerunt, vel monasticam vitam cum monachis, tanquam viri vivebant, qui tamen in feminas post modum abierunt, filios pepererunt et in posterum pro feminis habiti sunt.*

Montaigne parle d'un hermaphrodite des environs de Plombières qui, marié comme femme, fut condamné à être pendu, parce qu'il avait fait un mauvais usage de ses organes. Il rapporte aussi l'histoire du moine d'Issoire qui accoucha dans son couvent.

« J'ai cogneu un hermaphrodict, lit-on dans Montanus, lequel estoit du sexe obséquieux des femmes, occasion pour laquelle il fut marié à un homme, auquel il engendra quelque fils et fille, et ce nonobstant il avait accoustume monter sur les chambrières et engendrer en icelles. »

En 1612, Marin le Marcis fut condamné à mort pour avoir abusé de son sexe. Il ne fut sauvé que grâce au rapport de Duval.

En 1693, Marguerite Malaure fut reconnue comme ayant les parties naturelles des deux sexes. Une sentence des capitouls de Toulouse lui enjoignit de porter des habits d'homme. Saviard lui rendit instantanément son sexe, en réduisant une descente de matrice dont le col, qui faisait saillie, avait été pris pour le membre viril.

En 1765, le parlement de Lyon condamna Anne Grandjean, qui s'était mariée comme garçon, à être attachée au carcan avec un écriteau portant ces mots : « Profanateur du sacrement du mariage, » et à être ensuite fouettée par l'exécuteur de la haute justice. Sur appel de la sentence, Anne Grandjean fut transférée à Paris, où l'on examina ses organes. Elle avait une mentule qui sortait des grandes lèvres, au-dessus du méat urinaire, avec un gland imperforé et deux espèces de testicules vers l'orifice. Le parlement de Paris, considérant l'état de l'accusé et sa bonne foi, n'aperçut en lui qu'un individu que la nature elle-même avait trompé, et, par arrêt du 10 janvier 1765, la sentence de la sénéchaussée de Lyon fut infirmée, quant aux peines prononcées contre Grandjean; le mariage fut déclaré nul et abusif, et il lui fut enjoint de reprendre l'habit de femme.

Les mutations subites du sexe étaient encore admises au moyen âge. A. Paré cite un certain nombre de faits.

A l'époque des menstrues, une fille vit un membre viril lui pousser.

A Reims, chez une fille de quatorze ans, qui couchait avec une chambrière, des parties génitales d'homme vinrent à se développer.

A Vitry-le-François, un individu que, jusqu'à quinze ans, on avait tenu pour fille, sentit, après avoir sauté un fossé, qu'une verge et des testicules venaient de lui pousser au ventre. « Il s'en retourna, larmoyant, à la maison, disant que les tripes lui étaient sorties du ventre. »

Paré remarque que « nous ne trouvons jamais, en histoire véritable, que d'homme aucun soit devenu femme, parce que la nature tend toujours à ce qu'il y a de plus parfait ».

Malgré toutes ces erreurs, A. Paré n'en fut pas moins, avec Zacchias, Bauhin, Duval, Riolan, Saviard, le précurseur et l'initiateur des grands physiologistes, dont les noms vont revenir sans cesse sous ma plume dans les chapitres suivants, depuis Haller, Ruysch, Morand, Ferrein, Hunter, Parsons, Arnaud, Blumenback, Hufeland, Ackermann, Ewerard, Home, Mayer, Rudolphi, Béclard, Marc, Duguès, Meckell, jusqu'à Isidore Geoffroy-Saint-Hilaire, Serres, Coste, Bouillaud, Follin, Ricco, Holmes, Simpson, Rokitanski, Luigi de Crecchio, Laugier et Ambroise Tardieu.

CHAPITRE II

DÉFINITION

Le mot hermaphrodisme tire son étymologie des deux mots grecs Ερμῆς (Mercure), et Αφροδίτη (Vénus). Les Allemands l'appellent *Zwitterbildung*.

L'Académie définit l'hermaphrodisme : « La réunion de certains caractères des deux sexes dans un seul individu. »

Littré le définit : « La réunion de quelques-uns des caractères des deux sexes chez le même individu. »

Zacchias disait : *Dicuntur hermaphroditi qui sexu sunt indistincti, nempe qui neutrum vel utrumque habere videntur, et hoc nomine comprehendi volo quoscumque qui aliquo modo in sexus qualitate dubium excitare possunt.* Il ajoute ailleurs : *Dici eos hermaphroditos qui partim habent membra viri, partim mulieris.*

Pour les canonistes, la définition est beaucoup plus absolue. L'hermaphrodite, disent-ils, est celui qui peut, *tanquam mas, generare ex alio, et, tanquam femina, generare ex se ipso.*

Pour Geoffroy-Saint-Hilaire, l'hermaphrodisme est la réunion apparente ou réelle, complète ou incomplète, des deux sexes sur le même individu. Cette définition est, en somme, celle qui boite le moins.

CHAPITRE III

LES CAUSES DE L'HERMAPHRODISME

I

Quelles sont les causes de l'hermaphrodisme? Pourquoi un individu naît-il incomplet au point de vue du sexe? Pourquoi ces ébauches d'organes dissemblables réunis?

Ce sont là des questions éminemment obscures et auxquelles il est bien difficile de répondre, en l'état actuel de la science.

Pourtant, il semble à peu près démontré que l'hérédité morbide a une influence sur la production de cette anomalie.

Sans doute, un hermaphrodite ne pourra engendrer un autre hermaphrodite, puisqu'ils sont dans la majorité des cas inféconds, sinon impuissants. Mais, un individu qui présente une tare pathologique quelconque, physique ou psychique, risque fort, non pas de transmettre toujours cette tare à sa descendance, mais de créer un produit qui présentera quelque défectuosité, quelque anomalie. Comme je l'ai déjà dit à propos des gynécomastes, un épileptique pourra engendrer un épileptique, il est vrai ; mais il pourra aussi engendrer un être disgracié au point de vue physique, un hypospade aussi bien qu'un strabique, un hermaphrodite aussi bien qu'un microcéphale.

J'ai observé fréquemment les différentes formes d'hypospadias chez les dégénérés criminels [1].

J'ai montré également, dans la première partie de cet ouvrage, que les hommes à mamelles donnaient fréquemment le jour à des alcooliques et à des dégénérés. J'ai même cité l'exemple d'une famille composée presque exclusivement de gynécomastes et d'hermaphrodites.

L'hermaphroditisme ne serait plus ainsi, dans bien des cas, qu'un stygmate physique de dégénérescence, ainsi que l'ont signalé déjà Morel et Magnan. Nous verrons, dans les chapitres suivants, combien cette théorie concorde avec les faits.

II

Pour le Dr Cleisz, l'alimentation est un facteur puissant dont il faut tenir compte dans la détermination sexuelle de l'embryon [2].

Il admet aussi que, quand bien même les parties génitales auraient commencé leur développement dans un sexe défini, l'influence de l'alimentation peut être assez forte pour déterminer un développement dans le sens opposé, de façon à former un hermaphrodisme partiel ou complet, formation hybride, dont le caractère sera celui d'une double sexualité. Ces formations hybrides se produisent généralement lorsque survient un changement soudain dans l'alimentation, particulièrement dans le cas de disette

1. Voyez à ce propos un article que j'ai publié dans les *Archives de l'anthropologie criminelle* du 15 janvier 1892 : *Observations sur quelques anomalies de la verge chez les dégénérés criminels.*

2. Cleisz. *Recherches des lois qui président à la création des sexes.* Thèse de Paris, 1889.

subite, qui exerce une influence pernicieuse, surtout sur le développement du sexe féminin; aussi, la plupart des hybrides sont-ils du genre masculin.

Pflüger a noté chez les grenouilles cette particularité, qu'un tiers environ se transforme en mâles naturellement; le reste est composé de femelles ou d'hybrides. On trouve encore beaucoup de ces derniers après trois mois. On est presque autorisé à penser que, chez ces animaux, les qualités de l'œuf et du sperme se sont balancées dans la formation primordiale de l'embryon, et que ce n'est que l'influence de l'alimentation qui, dans la suite, aurait fait pencher la balance.

CHAPITRE IV

L'HERMAPHRODISME DANS LE RÈGNE VÉGÉTAL

I

Tous les procédés mis en jeu par les végétaux, pour multiplier les individus et perpétuer les variétés et les espèces, peuvent être divisés en deux grands groupes : ceux de la multiplication asexuée et ceux de la multiplication sexuée.

Dans le premier cas, une partie plus ou moins considérable d'un individu se détache de lui, vit d'une vie indépendante, et se développe en un individu nouveau qui possède tous les caractères spécifiques de celui dont il provient, que le phénomène se produise par bourgeonnement, par segmentation, ou par sporulation.

II

La reproduction sexuée est caractérisée par ce fait qu'une cellule, dite mâle, se fond dans une autre cellule, dite femelle, qui se développe en un végétal nouveau.

Dans les plantes dites dioïques, les organes mâles et les organes femelles sont portés par des pieds différents. Dans ce cas, si les cellules mâles sont mobiles, elles iront elles-mêmes à la rencontre de l'individu femelle ; si elles ne sont pas mobiles, elles seront portées à l'organe femelle par des agents extérieurs, tels que l'eau, le vent ou les insectes.

III

Dans les plantes dites monoïques, les organes producteurs des cellules mâles et des organes femelles sont réunis sur le même individu. Mais, dans ces cas, l'hermaphrodisme n'est pas parfait, parce que l'auto-fécondation est le plus souvent impossible. Ainsi, dans un grand nombre de plantes, les organes mâles et les organes femelles, quoique situés dans un même appareil hermaphrodite, dans une même fleur, par exemple, ne se développent pas en même temps, de sorte que les cellules mâles et les cellules femelles, qui sont proches parentes, ne peuvent pas se fusionner les unes avec les autres.

Dans d'autres plantes, quoique les cellules mâles puissent facilement être mises en contact des organes femelles situés dans un même appareil hermaphrodite, elles sont naturellement, pour un motif que nous ignorons, incapables de féconder les cellules femelles produites par ce même appareil, et n'ont d'action que sur les cellules femelles d'un appareil différent.

D'autres fois enfin, les organes mâles et les organes femelles étant réunis dans un même appareil hermaphrodite et arrivant à la maturité en même temps, l'auto-fécondation est cependant rendue impossible, parce que les organes sont disposés de telle sorte que les cellules mâles sont mécaniquement dans l'impossibilité de se mettre en contact avec l'organe femelle.

Pourtant, on observe chez certains végétaux des cas d'hermaphrodisme parfait et d'auto-fécondation. Ainsi, chez quelques espèces phanérogames où les organes mâles et les organes femelles sont réunis sur un même individu et sur une même fleur, bien souvent la fécondation s'effectue directement entre les organes voisins, par exemple entre les mâles et les femelles renfermés dans une même fleur.

CHAPITRE V

L'HERMAPHRODISME CHEZ LES ÊTRES INFÉRIEURS

I

Quand on descend l'échelle des êtres, on trouve des animaux inférieurs réellement hermaphrodites, produisant les œufs et le sperme, se fécondant eux-mêmes.

Chez les protozoaires, la reproduction est asexuée et se fait selon les modes que j'ai indiqués dans le chapitre précédent. Chez les éponges, les astéries et presque tous les cœlentérés, les œufs et les spermatozoïdes se développent chez le même individu, dans l'épaisseur des mésentères ; ils tombent dans la cavité intestinale, où s'opère la fécondation.

Chez les cestoïdes, dont l'organisation anatomique et physiologique est déjà bien supérieure, les organes reproducteurs mâles et femelles sont également réunis chez le même individu. Ainsi, les anneaux des tæniadés sont hermaphrodites et renferment chacun un appareil générateur mâle complet et un appareil générateur femelle complet. Mais ces deux ordres d'organes n'arrivent pas à maturité en

même temps. Les organes mâles se développent en premier
lieu et versent les spermatozoïdes dans une sorte de poche
vaginale où ils attendent la maturation des œufs.

Les trématodes sont aussi hermaphrodites, et la réunion
des éléments mâles et femelles se fait sur un individu
unique, au moyen d'un organe qu'on a appelé sinus génital.

II

Les hirudinés et les gastéropodes sont hermaphrodites ;
cependant, deux individus sont nécessaires à la fécondation.
Ils se fécondent l'un l'autre et se servent à la fois de mâle
et de femelle. Ainsi, chez l'escargot (*Helix pomatia*), il existe
une mutuelle copulation entre deux individus. Chacun des
deux dégaine d'abord son dard et l'enfonce dans les tissus de
l'autre, soit pour le fixer, soit pour l'exciter. Puis, chacun
dégaine son pénis et l'introduit dans l'atrium génital pour y
déverser les spermatozoïdes.

CHAPITRE VI

LA DIFFÉRENCIATION DES SEXES

I

A mesure qu'on s'élève dans la série animale, on voit le travail génésique se répartir sur deux individus. De cette division résulte la différence des sexes. De ces deux êtres, l'un est destiné à produire les œufs, l'autre à élaborer le sperme. La différence entre ces deux êtres est d'autant plus manifeste, leur accouplement d'autant plus parfait, qu'on remonte la chaîne des êtres vers le *genus homo*.

Mais il y a encore bien des degrés dans la génération dioïque.

Chez les crustacés, et en particulier chez l'écrevisse (*Astacus fluviatilis*), le mâle se contente de déposer ses spermatozoïdes sur le ventre de la femelle.

Chez les arachnides et les myriapodes, il n'y a pas non plus de copulation véritable. Le mâle recueille ses spermatozoïdes avec ses pédipulpes et les introduit dans l'organe femelle avec les plus grandes précautions, car la femelle cherche à s'emparer de lui pour le dévorer.

II

Chez certains insectes, tels que les papillons et les cantharides, les mâles ne naissent que pour féconder et mourir. Chez les cantharides, l'accouplement est le signal de la mort; c'est le chant du départ. « Le mâle, dit Audouin, harcèle la femelle, laquelle oppose d'abord de l'apathie, et plus tard de la résistance. Il monte sur son dos et saisit ses deux antennes avec les pattes de devant. Il existe au premier article du tarse de ses pattes une profonde échancrure, et à la jambe une forte épine ou crochet qui, en se repliant, vient fermer cette échancrure et la convertir en véritable trou. C'est avec ces espèces de pinces que le mâle accroche les antennes de la femelle, qu'il les tiraille et les manie comme deux rênes. Leur accouplement a bientôt lieu. Il dure quatre heures environ. Après ce temps, la femelle, jusqu'alors immobile et comme indifférente, s'agite avec force. Le mâle, affaibli, tombe, mais son pénis s'est rompu et demeure engagé dans le vagin. » La fin de la copulation est le signal de la mort du mâle, qui ne se relève plus après être tombé du dos de sa femelle. Celle-ci ne tarde pas à s'enfoncer dans la terre, où elle dépose ses œufs, puis meurt à son tour.

III

Chez la plupart des poissons, la fécondation est fortuite. Les femelles déposent leurs œufs dans les bas-fonds et s'éloignent; le mâle passe plus ou moins tôt dans le même lieu et y verse sa laitance.

Chez les batraciens, il y a un degré de perfectionnement.

Chez la grenouille, le mâle s'attache à la femelle et arrose
les œufs à mesure qu'elle les pond. Dans d'autres espèces,
le mâle se contente de suivre la femelle et d'arroser les œufs
qu'elle pond sur sa route.

IV

Dans les espèces plus élevées, la fécondation est mieux
assurée, car elle s'opère avant la ponte et dans le corps de
la femelle. Il y a alors un véritable accouplement, très
imparfait encore chez les reptiles et chez les oiseaux. Chez
ces derniers, il y a simplement abouchement ou juxtaposi-
tion de deux cloaques.

V

Chez les mammifères, les sexes se différencient de plus en
plus. Les organes reproducteurs internes sont de plus en
plus dissemblables, pendant que les organes externes prennent, eux aussi, une forme tout à fait différente chez le mâle
et la femelle. L'accouplement est complet et devient une
fonction des plus importantes.

Dans certaines espèces, certaines parties du corps même
se différencient. Dans quelques cas, on voit les mâles se
caractériser par la présence de crinières et de cornes, alors
que leurs femelles en sont dépourvues.

VI

Chez les bimanes, cette différenciation des sexes est encore
plus profonde et plus tranchée. L'homme diffère de la femme,

non seulement par ses testicules et son pénis, mais encore
par la forme plus rude de ses muscles et de ses membres,
par son système pileux plus abondant, par le timbre plus
grave de sa voix, par sa stature en général plus élevée. La
femme diffère de l'homme non seulement par ses ovaires et
sa vulve, mais encore par la forme plus gracieuse de son
corps, par ses contours plus délicatement arrondis, par
son visage glabre, par ses cheveux plus longs, plus soyeux
et plus fins, par la grâce délectable de ses seins et de ses
hanches molles et rondes, par ses goûts même et ses incli-
nations, fruits de l'hérédité mûris à point par l'éducation.

Alors, l'accouplement devient cette chose harmonieuse et
parfaite qui se compose d'un acte physiologique qu'on
appelle le coït, et ordinairement aussi d'un sentiment qu'on
appelle l'amour.

Nous allons voir, dans les chapitres suivants, par quelles
mystérieuses déviations certains individus restent incomplets ou bien tendent à retourner aux formes inférieures de
l'hermaphrodisme, à redevenir des êtres monoïques.

Nous envisagerons ensuite ce que peuvent être ces individus au point de vue morphologique, physiologique et
psychique.

CHAPITRE VII

LA PÉRIODE PRÉSEXUELLE DE LA VIE
FŒTALE

I

« Chez l'homme, dit l'auteur inconnu des *Elements of
social science*, les organes du sexe masculin ont atteint leur
complet développement et les organes du sexe féminin sont
restés à l'état embryonnaire ; l'opposé se rencontre dans la
femme : le pénis de l'homme se retrouve dans le clitoris de
la femme. Chez le fœtus, les deux organes se ressemblent au
point qu'on ne peut les distinguer l'un de l'autre. Le développement de l'un est arrêté dès les premiers mois, tandis
que celui de l'autre continue sa marche régulière. L'utérus
est représenté, chez l'homme, par une légère dépression de
la prostate. Il en résulte que la séparation des sexes est
plus apparente que réelle ; en réalité, nous sommes tous des
hermaphrodites. »

II

Dutrochet écrivait également, en 1833 :
« Dans les premiers temps de leur existence, tous les

fœtus humains ont leurs organes génitaux externes conformés de la même manière, et le type uniforme de cette conformation apparente est celui de l'organe féminin. Les fœtus mâles, comme les fœtus femelles, offrent également l'apparence extérieure d'une vulve, quand ils sont très jeunes, mais bientôt, chez les mâles, cette vulve apparente disparaît par la soudure de ses deux parties latérales, par le développement de sa partie postérieure qui se gonfle pour former les deux poches scrotales, lesquelles, dans le principe, sont séparées par une fissure; par le développement enfin du pénis, à la partie inférieure duquel il n'existe d'abord qu'une simple gouttière, laquelle ne tarde pas à se transformer en canal par la soudure de ses bords. Il résulte de là que les deux formes sexuelles extérieures, femelle et mâle, sont les deux phases successives d'un développement qui tend des parties latérales vers la ligne moyenne, ainsi que l'a établi la théorie du développement excentrique, due à M. Serres. La première phase offre la séparation des deux parties latérales, en outre plus développées; ainsi, la forme extérieure féminine précède la forme extérieure masculine.

« On sait qu'à une époque plus avancée du développement, les fœtus femelles paraissent être mâles, en raison de l'accroissement disproportionné de leur clitoris. Ainsi, il est vrai de dire que, relativement à la conformation apparente des organes génitaux externes, tout homme a été femme dans le principe. On conçoit, d'après cela, comment un arrêt de développement dans les organes externes peut faire d'un mâle effectif une femelle apparente, et comment, au contraire, un excès de développement, ou si l'on veut, le développement inopportun de ces mêmes organes externes, peut faire un mâle apparent, mais cependant toujours imparfait, d'une femelle effective. »

CHAPITRE VIII

PATHOGÉNIE DE L'HERMAPHRODISME

I

Quelques mots d'embryogénie me paraissent indispensables pour comprendre comment se produit l'hermaphrodisme.

Vers le deuxième mois de la vie intra-utérine, l'ébauche des organes de la génération est représentée par les glandes génitales primitives qui deviendront testicules ou ovaires, par le corps de Wolff et son canal excréteur, qui formera les voies génitales mâles, et par les conduits de Muller, qui formeront les voies génitales femelles.

Tous ces conduits débouchent dans le cloaque par l'intermédiaire du sinus uro-génital. C'est à l'extrémité antérieure de la fente cloacale qu'apparaissent ultérieurement les rudiments des organes génitaux externes : l'éminence génitale, qui forme le pénis ou le clitoris, le sillon génital, qui forme la portion terminale de l'urèthre ou les petites lèvres, et les replis génitaux, qui forment le scrotum ou les grandes lèvres.

Chez le mâle, les glandes génitales deviennent les testicules, et les canaux de Wolff les canaux déférents. Les conduits de Müller disparaissent. Les corps de Wolff s'atrophient aussi, sauf la partie moyenne, qui s'accole de chaque côté au testicule et se transforme en épididyme. Le tubercule génital se change en pénis. Le sillon génital se ferme, pour constituer la portion spongieuse de l'urèthre, tandis que le sillon uro-génital forme la portion membraneuse. Les replis génitaux se soudent sur la ligne médiane et donnent ainsi naissance au scrotum.

Chez la femelle, les glandes génitales développées représentent les ovaires. Les conduits de Müller fournissent les trompes, l'utérus et le vagin. Les canaux et les corps de Wolff disparaissent, à l'exception de la portion qui correspond à l'épididyme et qui forme l'organe de Rosenmüller ou parovarium du ligament large. Le tubercule génital, beaucoup moins développé que chez le mâle, devient le clitoris. La gouttière génitale reste ouverte et ses bords forment les petites lèvres. Enfin, les replis génitaux restent séparés et se renflent pour constituer les grandes lèvres.

II

Telle est, d'après G. Herrmann, la marche du développement embryogénique des organes génitaux chez le fœtus.

En somme, le jeune embryon a tout ce qu'il faut pour devenir à la fois mâle et femelle dans ses organes génitaux internes, mais seulement mâle ou femelle dans ses organes génitaux externes.

« Partant de ce stade très jeune, continue G. Herrmann, on voit les sexes se différencier progressivement par la suite, d'après un plan général parfaitement établi. Le dimorphisme sexuel ne porte pas seulement sur les organes génitaux, mais aussi sur l'habitus général du corps : port, barbe, voix, mamelles, conformation du squelette, du bassin en particulier, etc. La différenciation physiologique est complète après la puberté, une fois que la sécrétion du sperme d'une part, l'ovulation et les menstrues de l'autre, se montrent régulièrement. Il se fait en même temps dans la personnalité morale des individus une différenciation, qui se manifeste aussi bien par l'orientation générale des idées, des goûts et des habitudes, que par les penchants sexuels proprement dits [1]. »

Mais il peut se produire dans le développement des déviations qui se traduisent par un mélange en proportions variables, sur un même individu, de caractères mâles et femelles.

Ces quelques explications données, il est facile de comprendre dès maintenant la possibilité de vices ou de modifications de développement consistant dans l'évolution simultanée d'un ovaire et d'un testicule, d'une trompe et d'un canal déférent. De même des monstruosités peuvent se produire par arrêt de développement des différentes parties de l'organe génital externe.

1. G. Herrmann. Art. HERMAPHRODISME, in. *Dict. encyclop. des sciences médic.*, 4e série, t. XIII, p. 612.

CHAPITRE IX

CLASSIFICATION DES HERMAPHRODITES

I

Ambroise Paré avait divisé les hermaphrodites en quatre groupes, suivant qu'ils étaient mâles, femelles ou bisexués. Pierquin a suivi le même procédé, en les divisant en monogames, androgynes et gynanthropes, agames et digames.

II

Isidore Geoffroy-Saint-Hilaire avait adopté la classification suivante :

1° *Hermaphrodisme sans excès*, où le nombre normal des parties constitutives de l'appareil génital n'est pas changé.

a. Masculin, quand l'appareil génital, essentiellement mâle, offre dans quelques-unes de ses parties la forme femelle.

b. Féminin, quand l'appareil génital, essentiellement femelle, offre dans quelques-unes de ses parties la forme mâle.

c. Neutre, quand les organes génitaux offrent un mélange des deux sexes. Il est dit *superposé* quand les organes profonds sont d'un sexe et les organes externes d'un autre; *latéral,* quand il est mâle d'un côté et femelle de l'autre; *semi-latéral,* quand les organes profonds et moyens étant, d'un côté, du même sexe, ceux du côté opposé appartiennent à deux sexes différents; *croisé,* quand les organes profonds sont mâles à droite et femelles à gauche, tandis que les organes moyens sont mâles à gauche et femelles à droite, et réciproquement.

2° *Hermaphrodisme avec excès,* où il y a augmentation du nombre normal des parties constitutives de l'appareil génital.

a. Masculin complexe, quand l'appareil génital, essentiellement masculin, se trouve associé à certains organes féminins.

b. Féminin complexe, quand l'appareil génital, essentiellement féminin, se trouve associé à certains organes masculins.

c. Bisexuel parfait, quand il existe un appareil mâle et un appareil femelle, tous deux complets.

d. Bisexuel imparfait, quand il existe un appareil mâle et un appareil femelle, tous deux incomplets, ou dont l'un seulement est incomplet.

III

Depuis Meckel, on admet généralement la division en hermaphrodisme vrai et en hermaphrodisme apparent. Ainsi, Klebs[1] admet :

1° L'*hermaphrodisme vrai,* où il y a coexistence d'ovaires et de testicules.

1. *Handb. d. path. Anat.,* 1873.

Il le subdivise en :

a. Hermaphrodisme vrai bilatéral;

b. Hermaphrodisme vrai unilatéral;

c. Hermaphrodisme vrai latéral ou alterne.

2° Le *pseudo-hermaphrodisme*, où il n'existe des glandes génitales que d'un seul sexe.

Il le subdivise en masculin et féminin.

Suivant que l'anomalie porte sur les organes externes, ou sur les internes, ou sur les deux à la fois, le pseudo-hermaphrodisme dans chaque sexe est subdivisé en *pseudo-hermaphrodisme externe, interne* ou *complet.*

C'est cette classification que j'adopterai dans les chapitres suivants.

CHAPITRE X

L'HERMAPHRODISME VRAI

I

L'hermaphrodisme vrai ou hermaphrodisme bisexuel imparfait est l'hermaphrodisme du segment profond de l'appareil génital : c'est la forme qui se rapproche le plus de l'hermaphrodisme parfait.

Suivant le nombre et la disposition des glandes génitales, G. Herrmann le distingue en :

1° *Hermaphrodisme vrai bilatéral*, où il y a un testicule et un ovaire de chaque côté ;

2° *Hermaphrodisme vrai unilatéral*, où il y a un testicule et un ovaire d'un seul côté, le côté opposé ne présentant qu'une glande génitale, ou en étant complètement dépourvu ;

3° *Hermaphrodisme vrai latéral ou externe*, où il y a un testicule d'un côté et un ovaire de l'autre.

II

Il existe chez l'homme des cas manifestes d'hermaphrodisme vrai ; et personne ne songe maintenant à révoquer la chose en doute.

D'ailleurs, ce phénomène avait déjà été observé sur les animaux. Stelladi, Mayer, Gurlt, l'ont observé sur des chiens et des boucs ; Hunter, sur une ânesse et sur une vache ; Harlan, chez un singe ; de Mascagni, sur une vache ; Delle Chiaie, Schnopf, Et. Geoffroy-Saint-Hilaire, Martin Saint-Ange, I. Geoffroy-Saint-Hilaire et Meckel, sur la chèvre ; de Valmont de Bomare et Brilloet, chez le daim ; Hettlinger, Scopoli, Duméril, Rudolphi, Klug, chez différentes variétés d'insectes ; Nicholls, chez le homard ; Pallas, chez l'esturgeon ; Schwalbe et Morand, chez la carpe ; Starke et Réaumur, chez le brochet ; Heide et Bechtein, chez la poule ; Faber, chez le rat ; Thomas Borckhausen, Mascagni et Scriba, chez le bélier ; Schlumpf, chez le veau, etc...

Je vais citer brièvement quelques faits irréfutables observés chez l'homme.

III

Les cas d'hermaphrodisme vrai bilatéral sont les plus rares.

Cœlius Rhodigin raconte qu'à Ferrare, en Lombardie, naquit un corps monstrueux qui, outre qu'il avait deux testicules, « se trouvait fourni des natures tant d'homme que de femme, situées costé à costé l'une de l'autre[1] ».

Vrolik[2] a décrit les organes d'un hypospade mort à cinquante-huit ans. Il avait, à gauche et à droite, un ovaire et un testicule.

H. Müller[3] a également étudié un cryptorchide avec pénis,

---

1. Cœlius Rhodigin. *Leçons antiques*, liv. XXIV, ch. iii.
2. Vrolik. *Tabulæ ad illustr. embryogin.*, tab. 94 et 95. Lipsiæ, 1854.
3. In *Cannstatts Jaresb.*, Bd IV, p. 12, 1854.

qui avait un vagin, un utérus, des trompes, deux testicules
et deux ovaires.

Arthur Durham [1] a vu aussi un hypospade féminin, qui
avait de chaque côté un testicule normal avec épididyme
et cordon spermatique; au-dessus de chaque testicule existait un ovaire ayant subi la dégénérescence graisseuse.

Heppner [2] a examiné un jeune hypospade masculin qui,
avec un utérus, avait deux testicules et deux ovaires.

IV

On cite aussi quelques cas d'hermaphrodisme vrai unilatéral. Pourtant, celui rapporté par Lilienfeld [3] me paraît
très douteux.

Mais O. Gast [4] a manifestement observé sur un fœtus
monstrueux mort-né un utérus avec testicule d'un côté et
ovaire de l'autre.

V

Les cas d'hermaphrodisme vrai alterne sont beaucoup
plus nombreux.

Luc et Morand [5] ont vu, chez un hypospade avec vagin
et utérus, un ovaire à droite et un testicule à gauche.

Même fait observé par Varoder en 1754 [6].

1. *Guy's Hosp. Reports*, 3e s., t. V, p. 424, 1860.
2. *Reichert's arch. für Anat.*, 1870, p. 702.
3. *Beitr. zur Morphologie u. Entwickelungsgesch.* Inaug. Diss., Mar-
burg, 1856.
4. *Beitrage zur Lehre von den Bauch-Blasen-Genitalspalte u. von den
hermaphroditismus verus.* Inaug. Diss., Berlin-Greifswald, 1884.
5. *De hermaphroditis.* Th. de Paris, 1749.
6. Pinel. *Mém. de la Soc. méd. d'Emulation*, t. IV, p. 342, Paris, 1801.

En 1767, Mont[1] fit l'autopsie, à l'hôpital de Dijon, de Jean-Pierre Hubert, qui avait des mamelles, une fente vulvaire, un vagin rétréci et un rudiment de matrice avec ovaire à droite. La lèvre vulvaire gauche contenait un testicule bien conformé dont le canal déférent débouchait dans une vésicule séminale contenant du sperme.

Mêmes faits observés par Rudolphi[2] et Berthold[3].

Marie-Dorothée Derrier avait tous les instincts sexuels d'un homme, avec érections et pollutions. A l'autopsie, Mayer[4] lui trouva un vagin, un utérus avec deux trompes aboutissant à droite à un testicule et à gauche à un ovaire.

Les faits rapportés par Barkow[5], Banon[6], Cramer[7], Gruber[8], Klotz[9], peuvent être considérés également comme des exemples d'hermaphrodisme vrai alterne.

J. Reuter[10] a eu l'occasion d'examiner trois jeunes frères provenant tous trois de la même mère. Ils étaient affectés d'hypospadias et présentaient un ovaire d'un côté et un testicule de l'autre.

Il va sans dire que cet hermaphrodisme profond s'accompagne toujours d'hermaphrodisme externe.

VI

Plusieurs auteurs nient l'existence des individus insexués,

1. *Mém. de l'Académie de Dijon*, t. II, p. 157, 1767.

2. *Abh. der K. Akad. d. Wissensch. zu Berlin*, 1825.

3. *Abh. der K. Gesellsch. d. Wissensch. zu Göttingen*, Bd II, p. 104, 1845.

4. *Casper's Wochenschr.*, 1835, n° 50.

5. *Anat. Abh.* Breslau, 1851, p. 60.

6. *Dublin Journal*, t. XIV, p. 73, 1852.

7. *Ein Fall von hermaphroditismus lateralis*. Zürich, 1857.

8. *Mém. de l'Acad. impériale des Sciences de Saint-Pétersbourg*, 1859.

9. *Centralbl. für Chir.*, 1880.

10. *Ein Beitrag zur Lehre von hermaphroditismus*. In. *Verhand. d. phys. med. Gesellsch. zu Würtzburg*, 1885.

des hermaphrodites neutres, ne présentant profondément les attributs d'aucun sexe. Pourtant Polaillon a rapporté à la *Société obstétricale et gynécologique de Paris* (séance du 12 mai 1887)[2] un fait qui paraît être un cas indiscutable d'hermaphrodisme neutre.

Il s'agit d'un individu qui succomba à la Pitié, dans son service, et dont il put faire l'autopsie.

Pendant sa vie, dit M. Polaillon, j'avais été frappé de ses caractères de fémininité. Sa peau était blanche, fine, dépourvue de poils. Ses formes étaient arrondies comme celles d'une femme. Ses bras et ses mains étaient grêles, allongés, pourvus d'attaches très fines. Sa figure avait des traits réguliers, délicats, avec absence complète de barbe, bien qu'il fût arrivé à l'âge de trente et un ans. Ses épaules étaient tombantes. La partie antérieure de sa poitrine portait deux mamelons bien formés, surmontant deux légères saillies mammaires, saillies plus marquées qu'elles ne le sont habituellement chez un homme.

Le bassin paraissait très large. Mais N... ne me permit pas, tout d'abord, d'examiner ses organes génitaux.

N... était peu robuste et n'avait jamais exercé d'état pénible. Il avait débuté par être tailleur. Puis il s'était mis dans une entreprise de marchand de bière, où il n'avait pas fait fortune.

Il paraissait avoir des goûts sédentaires et un caractère faible. Il était d'une grande pusillanimité. L'ouverture d'un abcès lui avait donné une appréhension excessive, et chaque fois qu'il fallait le panser, c'étaient des cris et des plaintes exagérés.

Sa voix avait un timbre singulier, assez aigu, ressemblant à celui d'une voix féminine.

N... était d'une taille au-dessus de la moyenne.

Je n'ai eu aucun renseignement sur ses fonctions géni-

1. *Journal de médecine de Paris*, t. XII, p. 870, 1887.

tales. Un jour que je lui demandais pourquoi il ne s'était pas marié, il me répondit avec mauvaise humeur : *Comment voulez-vous que je me sois marié dans l'état où je suis ?*

Le bassin est large, excavé comme un bassin de femme. La région pubienne est saillante, arrondie, proéminente comme un mont de Vénus. De la partie inférieure de cette région partent deux replis cutanés, épais, représentant très exactement les grandes lèvres d'une vulve. En se rejoignant, ces deux replis forment, en haut, une sorte de capuchon, en bas, une véritable fourchette. Au-dessous du capuchon se trouve un appendice qui est un pénis en miniature. Cet organe mesure à peine 4 centimètres de longueur. Il est très grêle, mais parfaitement normal, et terminé par un gland, qui porte à son extrémité un méat urinaire. Ce gland est recouvert par un long prépuce qui forme un phimosis. Au-dessous du pénis, entre les deux replis que nous avons comparés à des grandes lèvres, se trouve un petit scrotum ridé, ne contenant point de testicules. Les grandes lèvres ne renferment, non plus, aucun organe pouvant être pris pour des testicules. Enfin, au-dessous de ce scrotum, il n'y a pas de dépression simulant un orifice vulvaire et un vagin.

Il fut impossible de trouver la moindre trace d'utérus, d'ovaires ou de testicules.

En somme, N... était essentiellement un hermaphrodite neutre. Par son pénis rudimentaire, mais normalement conformé et traversé par un canal de l'urèthre, par son scrotum à l'état d'ébauche, il appartenait au sexe masculin. Mais il tenait au sexe féminin par la présence des grandes lèvres, par la conformation de son squelette et par tout son habitus extérieur.

CHAPITRE XI

LE PSEUDO-HERMAPHRODISME INTERNE

I

Lorsqu'il y a persistance des conduits de Müller chez un individu mâle, on dit que le pseudo-hermaphrodisme interne est masculin. Dans un premier degré, il peut y avoir anomalie des organes profonds, sans anomalie notable des organes génitaux externes.

Leukart[1] cite l'exemple d'un mâle, pourvu d'une verge petite et de deux testicules, dont la prostate était remplacée par une vésicule, qui pouvait simuler un vagin rudimentaire.

Betz[2] et Eppinger[3] ont vu chacun un individu, pourvu de verge et de testicules, présenter un utérus avec un vagin rudimentaire.

Le cas que Petit (de Namur) communiqua en 1728 à l'Académie des sciences est célèbre. Un soldat muni d'une verge ordinaire, d'un scrotum avec deux testicules non descendus, fut cependant trouvé porteur d'un vagin et d'un utérus bicorne.

1. *Illustr. med. Zeit*, I., 1852.
2. *Müller's Archiv*, 1850.
3. *Prager Vierteljahresschrift*. Bd. CXXV.

Mêmes faits ont été observés par Mayer [1] et Hyrtl [2].

Franqui [3] a observé un cryptorchide qui avait un vagin et un utérus avec trompes.

Mais ces cas sont rares, et on rencontre bien plus souvent cette forme de l'hermaphrodisme avec malformation concomitante des organes génitaux externes. Il y a alors pseudo-hermaphrodisme complet.

Ackermann [4] a vu un hypospade qui avait un simulacre de vulve, avec vagin et utérus. Les testicules et les voies spermatiques existaient cependant d'une façon normale.

Günther [5] et Godard [6] ont noté des faits analogues.

Mayer [7] a vu un hypospade d'aspect féminin, avec utérus et vagin, présenter des testicules débouchant dans ce dernier par leurs conduits déférents.

Angélique Courtois n'avait point eu de règles pendant sa vie, et n'avait présenté de tendances sexuelles d'aucune sorte. A l'autopsie, Follin trouva : un utérus et un vagin rudimentaire s'ouvrant dans l'urèthre ; à droite, une trompe sans ovaire ; à gauche, une trompe avec un testicule ; une petite verge hypospade [8].

Hesselbach [9], Langer [10] et Arányi [11] ont relaté des faits semblables.

Reuter [12] en a également décrit un cas typique observé chez le porc.

1. Mayer. *Icones selectæ*. Bonn, 1831.
2. *Œsterr. med. Vochenschr.*, 1851.
3. *Scanzoni's Beiträge*, IV, 1859.
4. *Infantis androgyni historia et iconographia*. Iéna, 1805.
5. *Comm. de hermaphr.* Lipsiæ, 1846.
6. *Recherches tératol. sur l'appareil séminal de l'homme*. Paris, 1860.
7. *Icones selectæ.* 1831.
8. *Gazette des hôpitaux*, 1851.
9. *Beiträge zur natur u. Heilkunde, von Friedreich u. Hesselbach.* Würtzburg, 1825.
10 *Zeitchr. d. k. Gesellsch. d. Aerzte zu Wien*, 1855.
11. *Ungar. Zeitschr.*, 1853.
12. *Loc. cit.*

II

Lorsqu'il y a persistance des conduits de Wolff chez un individu femelle, on dit que le pseudo-hermaphrodisme interne est féminin.

Comme dans le pseudo-hermaphrodisme féminin, les conduits de Wolff peuvent persister sans anomalie des organes génitaux externes; mais le phénomène est rare.

Realdus Colombus a cité un cas très douteux, et Köberlé un autre.

Il est bien plus fréquent de rencontrer en même temps des anomalies des organes génitaux externes.

Le cas le mieux connu de ce genre est celui rapporté par Luigi de Crecchio [1].

Le nommé Giuseppe Marzo fut baptisé comme fille, puis élevé comme garçon, dont il manifesta tous les penchants lors de la puberté, bien qu'il n'eût jamais d'excrétion spermatique. Il n'eut d'ailleurs pas davantage de menstrues. Il vécut toujours comme homme, eut une série d'aventures galantes, et contracta même des blennorrhagies à deux reprises.

L'habitus général était nettement masculin : larges épaules, visage couvert d'une barbe abondante, absence de seins; mais les extrémités étaient fines et le bassin un peu large.

A l'autopsie, on trouva une verge longue de 6 centimètres avec gland volumineux, urèthre s'ouvrant au niveau du frein; un vagin, un utérus avec trompes et ovaires, une prostate, et des canaux éjaculateurs.

1. *Sopra un caso di apparenze virili in una donna.* In *Il Morgagni*, 1865.

CHAPITRE XII

LE PSEUDO-HERMAPHRODISME EXTERNE

Le groupe des pseudo-hermaphrodites externes comprend des formes qui confinent à celles qui ont été étudiées dans les chapitres précédents, surtout au pseudo-hermaphrodisme interne. Mais, dans tous ces cas, c'est toujours l'anomalie des organes externes qui prédomine.

I

Chez le mâle, les premières formes de l'hermaphrodisme externe sont constituées par l'hypospadias et la cryptorchidie ou non-descente des testicules.

A un degré plus élevé, l'hypospadias se complique et un vagin plus ou moins rudimentaire apparaît.

Tel le cas signalé par Stegbhner[1]. Chez une jeune fille qui avait des organes génitaux entièrement féminins, on trouva, à l'autopsie, des testicules, et nulle trace d'ovaires.

1. *De hermaphrodit. natura.* Bamberg u. Leipzig, 1817.

Schneider[1], Sömmering[2], Grenther[3], Pech[4], Otto[5], Girand[6], Ricco[7], Martini[8], J. Arnold[9], Avery[10], Wood[11], Czarda[12], Dohrn[13], Marchand[14], Zinsser[15], Schœnberg[16], Léopold[17], Sippel[18], Pozzi[19], Wermann[20], Max Simon[21], ont rapporté des faits analogues.

Les mieux étudiés sont ceux d'Alexina B...[22] et de Catherine Hohmann[23]. Alexina fut élevée comme fille dans un couvent jusqu'à l'âge de vingt-deux ans. A son autopsie, on trouva les dipositions suivantes : pénis rudimentaire ; infundibulum simulant le vagin, dans lequel s'ouvraient les canaux éjaculateurs ; orifice uréthral situé comme chez la femme ; testicules descendus, complètement à droite, incomplètement à gauche ; vésicules séminales contenant du sperme. A quarante ans, Catherine avait des mamelles très développées et pendantes, une verge hypospade, un scrotum

1. *Kopp's Jahrb. f. Staatsarzneik.* X.
2. *Illustr. med. Zeit.*, I, 1817.
3. *Comm. de hermaphroditismo.* Leipzig, 1846.
4. *Auswahl einiger seltener u. lerreicher Fälle.* Dresden, 1858.
5. *Neue seltene Beobacht.*, 1824.
6. *Recueil périodique de la Soc. de méd. de Paris*, II.
7. *Cenno storico di un neutrouomo.*
8. *Vierteljahresschr. für gerichtl. med.*, Bd XIX.
9. *Virch. Arch.*, 1869.
10. *Philadelph. med. and surg. Rep.*, XVI.
11. *Trans. of anit. and pathol.*, 1872.
12. *Wiener med. Wochenschr.*, 1876.
13. *Arch. für Gynækol.*, 1877.
14. *Virch. Arch.*, Bd XCII.
15. *Diss.* Giessen., 1803.
16. *Berl. klin. Wochenschr.*, 1875.
17. *Arch. für Gynækol.*, 1873 et 1877.
18. *Id.*, 1879.
19. *Soc. de biologie*, 1884 et 1885.
20. *Pseudo-hermaphr. musculinus completus.* In *Virch. Arch.*, 1886.
21. *Inaug. Diss.* Erlangen, 1886.
22. Goujon. *Etude d'un cas d'hermaphrodisme bisexuel imparfait chez l'homme.* In *Jour. de l'Anat.*, 1869.
23. Rokitanski. *Wiener med. Wochenschr.*, 1868.

divisé, simulant une vulve, un vagin court et un utérus rudimentaire avec deux testicules.

En 1884, Gérin-Rose a présenté un cas à peu près semblable à la *Société médicale des hôpitaux.*

Julie D..., âgée de vingt-six ans, est restée à Lariboisière, du 6 septembre au 8 octobre, pour une fièvre typhoïde. Elle est sortie guérie; mais, avant son départ, M. Gérin-Rose ayant été frappé de la singulière anomalie de ses parties génitales, en a fait prendre un moule exact. C'est une personne qui, par la longueur des cheveux, la finesse et la douceur des traits, le développement des seins, l'absence de poils sur le corps, ressemble parfaitement à une femme. La vulve paraît au premier aspect normale. Mais on est bientôt étonné de la dimension exagérée du clitoris, qui a 35 millimètres de long, est curviligne et ressemble à un gland avec sa couronne préputiale. Ce gland est imperforé; on voit cependant une petite dépression linéaire à la place où devrait se trouver le méat urinaire. Celui-ci, auquel fait suite un urèthre très court, s'ouvre en réalité à 1 centimètre au-dessous du pénis clitoriforme ou du clitoris péniforme, qui augmente de volume pendant l'érection, en se recourbant comme une verge. A l'orifice vaginal ne se trouvent ni hymen, ni caroncules myrtiformes. Le vagin, de 9 centimètres de long, se termine par un cul-de-sac derrière lequel le doigt qui s'y meut à l'aise ne perçoit aucune saillie pouvant faire admettre la présence d'un col utérin. La palpation profonde de la région hypogastrique et des fosses iliaques n'y rencontre aucun organe pouvant être un utérus ou des ovaires.

Cette femme n'a jamais eu de règles, ni aucun symptôme qui ressemble à une fluxion utéro-ovarienne périodique. En revanche, dans l'épaisseur des grandes lèvres, sur les parties latérales de ce pénis ébauché ou clitoris gigantesque, se sentent par la palpation et se voient par le relief deux saillies qui doivent être des testicules. Cet être anormal ne s'est jamais senti attiré que vers le sexe masculin; Julie a eu des relations sexuelles avec un homme, mais n'a éprouvé de sensation voluptueuse que par la friction de la muqueuse vaginale; les attouchements du pseudo-clitoris lui sont indifférents.

Tel est encore le cas signalé par Magitot à la *Société de chirurgie*, en 1881.

Il s'agit d'une personne âgée de quarante ans, enregistrée, à sa naissance, dans la catégorie des individus appartenant au sexe féminin, et dont l'éducation a été dirigée dans ce sens. Vers l'âge de quatorze ans, est survenu, à trois reprises différentes et à trois mois d'intervalle chaque fois, un écoulement sanguin par les organes génitaux, mais qui ne s'est plus reproduit. En même temps les seins ont augmenté sensiblement de volume. Ayant alors du penchant pour les hommes, elle se maria à dix-sept ans; les rapports sexuels furent très incomplets.

Après son mariage, une révolution complète s'est opérée dans ses instincts génésiques, c'est vers les femmes que se sont décidément portés depuis lors ses penchants; si bien que, devenue veuve depuis une dizaine d'années, elle a été l'amant de plusieurs femmes.

Sa taille est de 1 mètre 78; les cheveux sont noirs, ainsi que la barbe, qui est assez abondante; la voix et les allures sont efféminées; les mains sont charnues et vigoureuses. Les seins sont assez volumineux; le bassin manque- d'ampleur. Le volume de la verge est celui du pénis d'un enfant d'une douzaine d'années; il y a hypospadias, scrotum bifide, et contenant un testicule dans chacune de ses parties. Au fond du sillon de séparation des parties scrotales existe un infundibulum admettant à peine le petit doigt, et dans lequel on ne constate pas trace de col utérin.

Le pénis est susceptible d'érection; il se produit des éjaculations spermatiques; le sperme a les apparences du liquide normal, mais le microscope n'y découvre pas de spermatozoïdes.

Je ne citerai que pour mémoire les observations anciennes de Columbus, Faroni, Scultet, Fabricius d'Aquapendente, Diemerbrœck, Corigliani, Pinel, Duguès et Toussaint, Desgenettes, Wrisberg, Vallisneri, Sabatier, Breschet, et celles plus récentes de G. Underhill [1], Forest Willard [2], Rodriguez [3], P. Garnier [4], J. Godlee [5], Cummings [6].

Enfin, je terminerai en citant le cas où Porro est intervenu si heureusement [7].

Le 15 novembre 1882 se présente au dispensaire de M. le professeur Porro, la nommée T. G. F..., âgée de vingt-deux ans, à l'effet de savoir à quel sexe elle appartenait réellement. Elevée depuis son enfance comme une fille, T... n'en a jamais eu les goûts; au contraire, tout décelait dans ses instincts des idées masculines; sa taille est de 1 mètre 59, son poids de 51 kil. 400; les traits du visage sont virils, la lèvre supérieure et les joues sont ombragées de quelques poils noirs. Le thorax est celui d'un homme, les seins sont développés comme chez les jeunes filles vierges, le mamelon n'est pas érectile. Le ventre est plat, mais la conformation du bassin est celle d'une femme ; les bras sont secs et non arrondis ; les membres inférieurs, par contre, offrent la conformation féminine, ils convergent vers les genoux.

Le pénil est peu proéminent ; il est garni de poils durs et a l'aspect ordinaire de celui de toute femme adulte, les jambes étant rapprochées. Si on écarte celles-ci, on découvre une vulve avec un clitoris très développé, dont le gland dépasse seulement de 1 cent. 1/2 le prépuce ou capuchon. A la base du gland, partent deux replis de la muqueuse vulvaire qui simulent les petites lèvres ; en les entr'ouvrant,

1. *Edinburgh. med. Journal*, 1876, p. 906.
2. *Amer. Journal of Obstetrics*, New-York, 1877, p. 500.
3. *Escuela médica*, Caracas, sept. 1879.
4. *Ann. d'hyg. publ. et de méd. légale*, t. XIV, 3e série, 1885, p. 291.
5. *The Lancet*, 25 avril 1885.
6. *Boston medical and surgical Journal*, 1883.
7. *Gaz. med. ital. Lombardia*, n° 51.

on rencontre un canal de 4 centimètres environ, qui s'étend de la base du gland jusqu'à une ouverture pratiquée sur la ligne médiane, distante de 6 centimètres de la marge antérieure de l'anus. Cette ouverture conduit à un nouveau canal, qui, après un trajet de 4 cent. 1/2, s'ouvre dans la vessie.

Deux replis cutanés, de dimensions plus grandes que les précédents, se développent de chaque côté du corps péniforme, parallèlement aux petites lèvres; ils sont couverts de poils et peuvent passer pour les grandes lèvres. On trouve à leur sommet, vers la région inguinale, deux corps durs appliqués à l'anneau. A la pression de ces corps, le sujet n'accuse aucune sensation douloureuse, ni spéciale au froissement testiculaire. S'agit-il là des ovaires ou des testicules? Tel est le problème à résoudre et le seul moyen de faire un diagnostic exact.

Le toucher rectal démontre que la prostate n'existe pas; l'utérus n'est pas rencontré davantage.

Le 9 décembre 1882, M. le professeur Porro ouvre le pli génito-crural du côté droit et met à découvert son contenu, que tous les médecins assistant à l'opération reconnaissent être le testicule coiffé de son épididyme; le cordon spermatique est reconnu dans le cordon de soutien et d'attache du testicule. Quelques points de suture au catgut et un Lister furent appliqués, et, quinze jours après, l'opéré quittait le service avec un nouvel état civil, enchanté du résultat de cette investigation.

II

Réaldo Colomb, de Crémone, raconte, au livre XV de son *Anatomie :* « Il y avait une Ethiopienne ou Moresque, laquelle ne pouvait agir ny patir commodément, car l'un et l'autre sexe luy estoit venu imparfaict, à son grand regret

et détriment. Car la verge n'excédait la grandeur et la grosseur du petit doigt, l'ovale du sein de pudicité estoit si
estroite, qu'à peine pouvait admettre le petit bout du doigt
aussi. Elle désirait que je lui coupasse ladicte verge, mais je
n'osay, craignant d'être blasmé et réprimé de justice, d'autant que j'estimais que ladicte abcission ne pouvait se faire
sans péril de sa vie. »

« Durant le temps que j'estois au pays d'Anjou, dit Jacques Duval[1], il y a quarante-cinq ans, un gentilhomme et sa
femme plaidaient devant l'Official du dit lieu, tendant à fin
le demandeur, que le mariage qu'il avait contracté avec sa
femme fust solust et déclaré nul, et qu'il lui fust permis de
se remarier. La cause du divorce prétendu était que cette
demoiselle avait un membre viril, long de deux travers de
doigt, en la partie supérieure de l'ovale mulièbre, lieu auquel devoit estre le clitoris, qui se dressait alors que son
mari voulait avoir sa compagnie, et le blessoit, de sorte
qu'il n'avoit encore eu décente habitation et copulation avec
elle.

« La visitation faite, le fait cognu véritable et ouï l'offre
jugé pertinent du mari : c'est que si elle vouloit permettre
qu'on luy coupast ladicte partie superflue et inutile en une
femme, il accorderoit que le mariage persévérast comme il
avait été célébré ; et le refus de la dicte demoiselle, qui
accordoit plustot la solution du mariage, que de permettre
l'amputation de cette partie qu'elle vouloit réserver, ainsi
que nature l'avoit formée, le mariage fut du consentement
des deux parties déclaré solut et cassé, l'homme permis de
reprendre telle femme qu'il adviseroit bien estre. »

« Il m'a esté référé, dit encore Jacques Duval, qu'en
ladicte ville de Paris il y avait un jeune homme d'église,
prestre, lequel est gros d'enfant ; et recognu pour tel, il a
esté enfermé prisonnier aux prisons de la cour ecclésias-

____
(1) *Traité dès hermaphrodites*, p. 331.

tique, pour là attendre la fin de sa grossesse, et que la nature ait produit ses effets, pour recevoir peu après punition digne de sa faute. »

Hector le Nu, « appelé pour tailler la fille de Guillaume Frérot, de Honfleur, aagée de six ans, lui trouva parties de femme bien conformées et de plus un clytoris long comme la verge d'un enfant masle du même aage et possédant au surplus deux espèces de testicules, renfermez sous la motte, des deux costez de l'ovale ».

C'est à des exemples analogues qu'il faut penser en lisant dans Montaigne les histoires de ce soldat hongrois et de ce moine d'Issoire qui accouchèrent l'un en plein camp, l'autre dans une cellule du couvent auquel il appartenait.

Schneider[1], Virchorw[2], Eschricht[3], Burdach[4], Hofmann[5], Schauta[6], Steimann[7], Litten[8], ont rapporté des faits plus scientifiques.

Mais le cas le plus connu et le mieux étudié est celui de Marie-Madeleine Lefort, qui fut examinée par Béclard, à l'âge de seize ans. Réglée depuis l'âge de huit ans, elle présentait un clitoris long de 27 millimètres, dont le grand imperforé était recouvert dans les trois quarts de sa circonférence d'un prépuce mobile. Au-dessous se trouvait une fente vulvaire garnie de deux lèvres étroites et courtes. Vers la partie supérieure de la fente, à la racine du clitoris, était un orifice arrondi admettant facilement une sonde d'un calibre moyen.

Marie Lefort éprouvait des penchants féminins et les mamelles étaient bien développées, mais l'habitus général

---

1. *Jahrb. d. Staatsarzneik. von Kopp.*, 1809.
2. *Würtzburger Verhand. III.*
3. *Müller's Archiv*, 1836.
4. *Anat. Unters.* Leipzig, 1814.
5. *Med. Jahrb. von Stricker*, 1877.
6. *Wiener med. Wochenschrift*, 1881.
7. *Deutsche med. Wochenschrift*, 1881.
8. *Virchorw Archiv*, LXXV.

du corps était celui d'un adolescent du même âge : larynx saillant, voix forte, barbe naissante, peau des membres velue.

L'autopsie montra que cette femme ne présentait d'autre anomalie qu'un développement exagéré du clitoris et une atrésie du vagin. Celle-ci était due à la présence d'une cloison qu'il aurait suffi d'inciser pour rendre le sujet à son sexe.

III

J'ai trouvé dans la littérature un fait qui n'a point été classé et auquel j'ai peine à croire, n'ayant pas en mains les documents suffisants. Pourtant je le citerai à titre de curiosité.

Le docteur D. Tsortsis, médecin militaire dans l'armée hellénique, membre de la Commission de recrutement du département de Négrepont (île d'Eubée), a observé, parmi les recrues de cette année de la province de Karystia, un jeune homme de vingt et un ans, ayant une bosse sur laquelle il portait, tout à fait au-dessous de l'angle inférieur de l'omoplate gauche, perpendiculairement, un organe génital féminin, petit et presque entièrement développé. Cet organe était de deux centimètres et demi environ, et avait ses grandes lèvres un peu écartées; celles-ci présentaient une face externe, recouverte de poils noirs d'une longueur d'un centimètre et demi, et d'une face interne rosée, humide et lisse, ayant l'apparence d'une muqueuse sans poils et qui se continuait en haut et en bas avec la grande lèvre du côté opposé, et enfin une extrémité antérieure qui se continuait en haut avec le mont de Vénus, pour ainsi dire, recouvert de poils plus épais et plus longs. A l'écartement des grandes lèvres, l'auteur a observé une petite cavité montrant l'en-

trée du vagin et, vers son angle supérieur, un petit tubercule lenticulaire, présentant très probablement le clitoris.
Les petites lèvres manquaient complètement. Sur la face de
la membrane muqueuse de cet organe génital, le docteur
Tsortsis n'a observé d'autre sécrétion que celle de la sueur.

CHAPITRE XIII

MORPHOLOGIE DES HERMAPHRODITES

I

Quel est l'aspect physique extérieur des hermaphrodites?

En général, les caractères propres à chaque sexe sont atténués, mais les caractères d'un sexe prédominent presque toujours sur ceux de l'autre sexe.

L'homme conserve sa structure générale plus solide, ses formes plus accentuées, sa voix plus mâle, sa poitrine large, son système pileux plus développé. Quant à la femme, Zacchias décrit ainsi ses apparences : « *Habitus corporis muliebris mollis et delicatus ; vox exilis, animus demissus et passionibus muliere dignis implicitus ; pili in mento, in ano, in perineo nulli, mammæ tumidæ et pectus carnosum, capilli capitis promixti, tenues, molles.* »

Les dimensions du thorax, sa forme, celle des clavicules et des côtes, seront différentes chez l'hermaphrodite masculin et l'hermaphrodite féminin. La forme des hanches et des cuisses, la direction des genoux, la marche, l'attitude, les dimensions du larynx, la saillie du cartilage thyroïde, le timbre et la force de la voix présenteront également des différences notables.

II

Mais, comme je viens de le dire plus haut, il peut se faire que tous ces caractères soient atténués ou même mélangés. On obtient ainsi des types d'efféminés et de viragos.

« En même temps que les organes sexuels prennent une ressemblance plus ou moins marquée avec ceux de la femme, l'organisation tout entière se modifie dans le même sens et s'empreint véritablement d'un caractère féminin. Ainsi, le larynx est peu saillant et la voix peu grave. La barbe est rare et quelquefois manque presque entièrement. Une peau douce, délicate, portant à peine quelques poils, et soutenue par un tissu adipeux bien développé, recouvre des muscles peu saillants. La poitrine étroite, le bassin élargi, les membres petits rappellent par leurs proportions ceux de la femme. Enfin les mamelles arrondies, plus ou moins volumineuses, pourvues de mamelons bien prononcés, viennent compléter une ressemblance qui, souvent, s'étend jusqu'au moral [1]. » On pourra se rendre compte de ces phénomènes en jetant un coup d'œil sur la planche II.

Alexina, le pseudo-hermaphrodite mâle, si bien étudié par Tardieu [2], était brun et avait 1^m,59 de taille. Les traits du visage n'avaient rien de bien caractéristique et restaient indécis entre ceux de l'homme et ceux de la femme. La voix était douce, avec quelques sons graves et masculins. Un léger duvet recouvrait la lèvre supérieure. La poitrine était plate comme celle d'un homme et sans apparence de mamelles. Les membres supérieurs n'avaient rien des formes arrondies qui caractérisent ceux des femmes bien faites ; ils étaient très bruns et légèrement velus. Le bassin et les hanches étaient ceux d'un homme.

1. Is. Geoffroy-Saint-Hilaire.
2. *Question médico-légale de l'identité*. Paris, 1874.

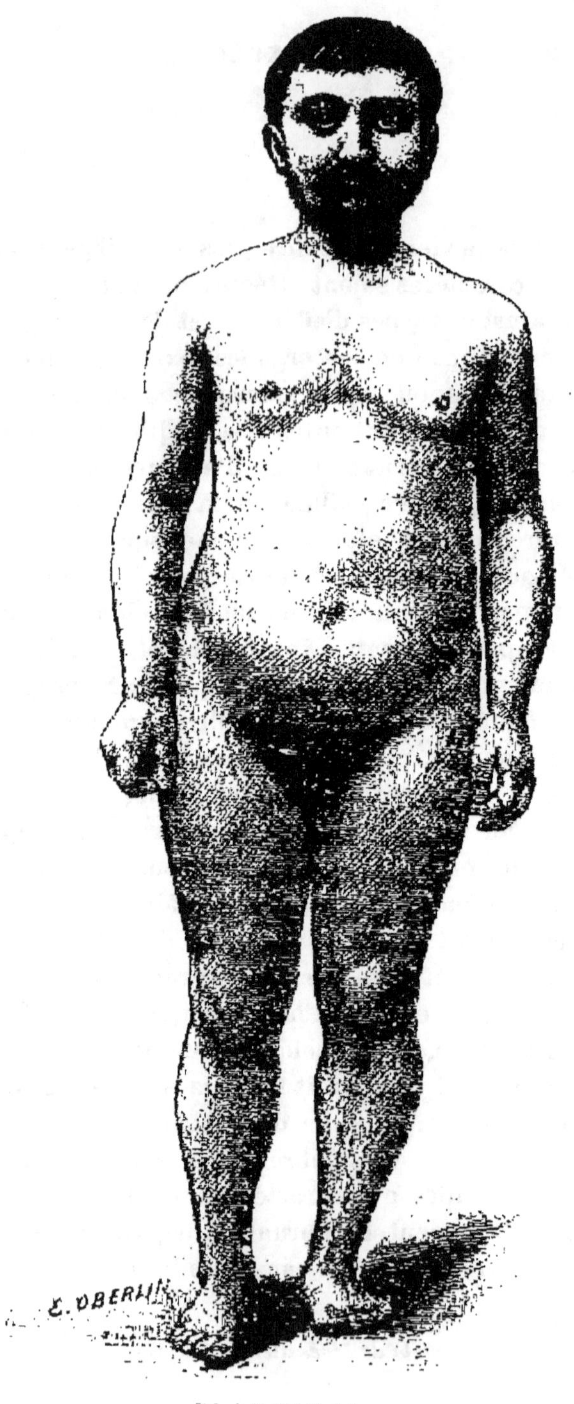

PLANCHE II

III

L'hermaphrodisme chez la femme peut également s'accompagner de modifications de l'habitus extérieur qui les rapproche du type masculin. Mais ces phénomènes sont moins constants et moins accusés que dans l'hermaphrodisme masculin. Pourtant, on rencontre fréquemment chez ces femmes une voix forte et d'un timbre grave, comme chez l'homme. Ainsi, selon Home[1], la voix des négresses mandingues, qui ont un clitoris très volumineux, est grave et rude.

IV

La barbe est généralement un attribut du sexe masculin; mais elle peut manquer dans les cas d'atrophie des testicules, et, par contre, se développer chez la femme par suite de l'atrophie des ovaires.

La longueur de la chevelure peut s'observer aussi bien chez les hermaphrodites mâles que chez les hermaphrodites femelles. Pourtant, chez ceux-ci, les cheveux sont généralement plus fins et plus soyeux.

Quant aux poils du pubis, ils forment un triangle circonscrit chez la femme, tandis que, chez l'homme, ils se prolongent jusqu'au nombril. Chez les femmes gynandres, le système pileux peut être beaucoup plus développé. Hoffmann a vu, sur une femme très brune, les poils remonter jusque entre les seins. Ruggieri cite également un cas où l'abondance de poils sur le ventre motiva une séparation.

1. *Lectures on comparative Anatomy*, t. III, p. 317.

Chez le pseudo-hermaphrodite reproduit ci-contre, le triangle pileux pubien est très nettement délimité.

V

Enfin, la démarche et les attitudes des hermaphrodites sont en grande partie sous l'influence de l'éducation. Un hermaphrodite mâle qu'une erreur de sexe aura fait revêtir du costume féminin, prendra vite les allures et la démarche d'une femme, et, inversement, une pseudo-femme habillée en homme, marchera et se tiendra comme un homme.

CHAPITRE XIV

L'HERMAPHRODISME ARTIFICIEL

I

J'ai déjà décrit une forme de dégénérescence physique, l'infantilisme et l'effémination, qui est presque de l'hermaphrodisme, si on envisage l'individu au point de vue des formes générales : petit, maigre, fluet, le visage imberbe, le pubis glabre, la verge et les testicules comme ceux d'un enfant, la voix aiguë.

J'ai observé dans le temps, à la prison de la Santé, un petit Savoyard âgé de vingt-cinq ans, qui en paraissait bien quatorze ou quinze avec sa petite taille (1^m,49), son visage complètement imberbe, ses oreilles volumineuses, larges et écartées. C'était un être très inférieur au point de vue génital, ignorant encore les femmes (Voyez planche III).

J'en ai vu deux ou trois autres qui, à vingt ans, avaient des testicules et une verge comme des enfants de dix ans[1].

D'autres sont encore plus féminisés avec leur voix grêle, leurs cheveux fins, leurs longs cils et leurs hanches développées.

[1]. Voyez, à ce propos, mon livre : *Les habitués des prisons de Paris.*

On m'a montré, toujours à la prison de la Santé, un petit voleur de seize ans et demi. Il avait un joli visage frais et imberbe, un pubis glabre, un bassin élargi, des cheveux fins, des yeux bleus ombragés, de longs cils, une voix douce et flûtée. Il ressemblait à une gracieuse fillette de onze ou douze ans (Voyez la planche IV).

« Vous connaissez tous, dit Brouardel, le type du petit gavroche, ce type essentiellement parisien, de l'enfant qui passe pour un prodige dans ses classes jusqu'à douze ou treize ans, et qu'on entend parfois dans la rue faire de ces répliques étonnantes qui nous font retourner la tête en souriant. J'ai eu l'occasion d'en observer plusieurs à Sainte-Barbe. A douze ou 'treize ans, ils venaient me consulter pour une inflammation du sein, et je remarquais que leurs organes génitaux ne se développaient pas, que ces enfants devenaient grassouillets, restaient souvent petits et glabres. En même temps, leur intelligence s'atténuait beaucoup, et ils passaient rapidement de la tête à la queue de leur classe.

« Lorsqu'on dissèque un de ces individus, on trouve une vessie très petite, un rudiment de prostate, pas de muscles ischio et bulbo-caverneux, une toute petite verge, un bassin très étroit.

« Un jeune homme, entré le premier dans une des grandes écoles du gouvernement, en était sorti également dans les premiers. Son père vient un jour me trouver pour me communiquer ses craintes au sujet de son fils qui, à vingt-quatre ans, est aussi innocent qu'une jeune fille. Il ajoute qu'il ne peut pas arriver à monter à cheval, tombant chaque fois qu'il essaye. Je fais venir le jeune homme et je m'aperçois que les adducteurs sont complètement atrophiés. Ce garçon s'asseyait en charnière, comme une poupée de Nuremberg. Je l'ai fait électriser : il peut maintenant aller à cheval doucement. D'un autre côté, nous avons réussi à vaincre son obstination et ses craintes au sujet de son

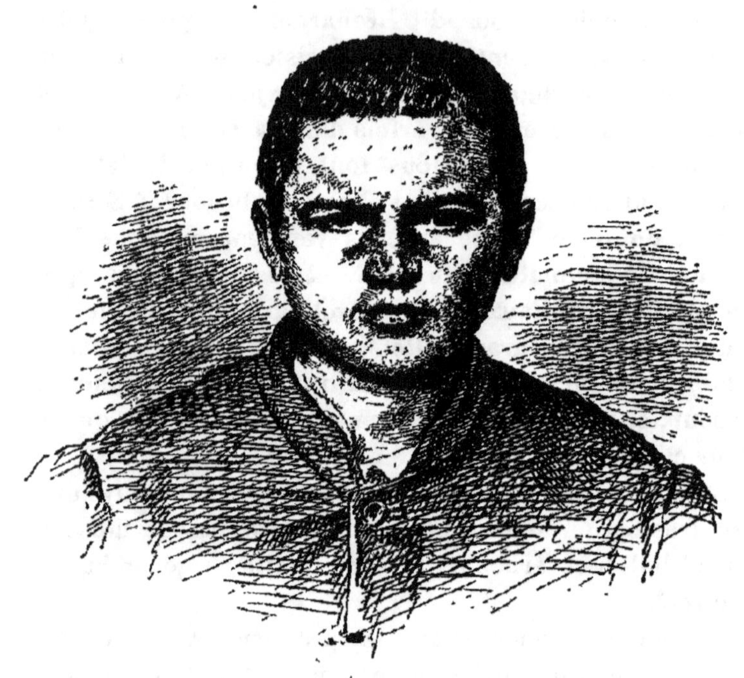

PLANCHE III

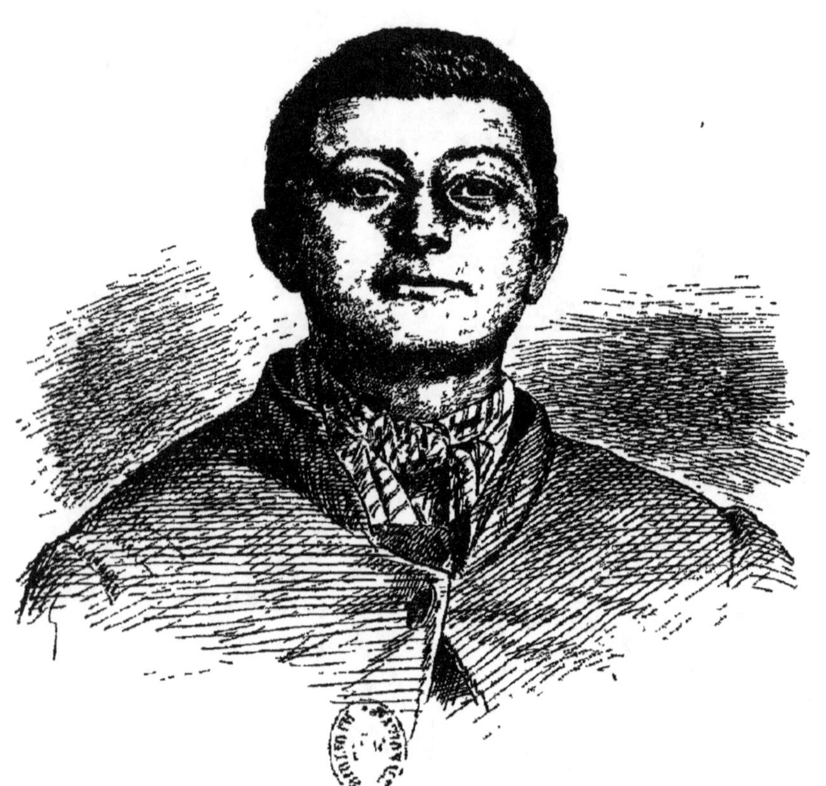

PLANCHE IV

impuissance; il est marié, père de deux enfants. Il a
quelques actes génitaux, mais tellement rares qu'on peut
le considérer malgré tout comme impuissant[1]. »

II

Les individus que je viens d'esquisser sont à peine des
hommes physiquement. Au point de vue psychique, ce sont
presque des femmes, et c'est parmi eux que se recrutent
les pédérastes de profession, les pédérastes passifs, ceux
qu'on appelle les « petits jésus ».

Leurs formes et leurs allures déjà féminines le deviennent
plus encore par l'éducation. Leur âme devient féminine
aussi.

Je pourrais citer des exemples innombrables de ces hermaphrodites accidentels.

Un jour, on amena à l'infirmerie de la Santé un drôle de
dix-sept ans, qui en paraissait à peine quatorze ou quinze.
Immédiatement, il fut l'objet de nombreuses propositions et
les rendez-vous étaient déjà donnés pour la nuit dans les
cabinets. De crainte de quelque rixe sanglante, je dus le
faire réintégrer dans sa cellule.

Comme je tentais de lui expliquer l'intérêt qu'il y avait
pour lui à quitter l'infirmerie, il me répondit avec un
cynisme rare :

— Oh! il y a longtemps que j'y suis passé pour la première fois! Allez, quand je serai en centrale, je ne mour-
rai pas de faim : je choisirai mon petit homme.

J'en ai observé un autre dont l'histoire est bien curieuse
et vaut la peine d'être rapportée un peu plus longuement.

---

1. *Gazette des hôpitaux*, 1887, p. 59.

Henri a dix-huit ans. Il a été amené jeune à Paris par sa mère, qui était venue se placer comme cuisinière. Il fréquenta peu l'école où les leçons l'ennuyaient, préférant l'école buissonnière, courant après les omnibus avec des polissons de son âge, dévastant les plates-bandes des squares ou faisant des niches aux sergents de ville. Néanmoins, il sait lire et écrire d'une façon satisfaisante.

A l'âge de quatorze ans, il entra comme groom au service de la comtesse de X.., qui prit également sa mère comme cuisinière. La comtesse n'était qu'une comtesse de contrebande, une horizontale de haute marque. Henri la charma par ses grâces d'éphèbe, et il devint bientôt son page favori. Juché derrière son huit-ressorts quand elle allait au Bois, à la porte de son antichambre pour prendre la carte des visiteurs, en ville, au théâtre, partout enfin il était présent aux côtés de sa maitresse. Là il fut témoin de scènes qui ne manquèrent pas de développer les mauvais instincts qu'il portait en lui.

Pourtant, bien qu'il fût choyé par la comtesse, bien qu'il n'eût pour ainsi dire rien à faire, cet état ne convenait pas à son humeur vagabonde de gavroche parisien. Il eût préféré courir nu-pieds dans la rue et n'être au service de personne. Un soir il accompagna sa maitresse au Châtelet, où l'on donnait une première. Il abandonna furtivement son poste auprès du coupé pour s'en aller rôder autour des voitures ambulantes des marchands d'oranges. Là, il rencontra quelques anciens camarades d'école et de fredaines. Il renoua connaissance avec eux sur le comptoir d'un marchand de vins.

Le lendemain, le groom désertait la maison de la comtesse pour venir retrouver ses anciens amis. C'était une bande d'une douzaine de jeunes gens de quatorze à vingt ans, vivant tous de pédérastie, sous la protection de sinistres gaillards ayant la plupart le double de leur âge, formant ainsi des ménages où le mari était un homme et

la femme un adolescent, le premier faisant fructifier le dernier qu'il considérait comme sa chose et qu'il appelait sa
« travailleuse », sa « persilleuse », sa « honteuse ».

Au bout de deux jours, Henri le Blondin, comme on l'appelait, était lié avec un de ces don Juan de pissotière qui
en fit rapidement une « fleur fauchée » et se chargea de son
éducation. L'élève fit de rapides progrès. Il apprit vite à
rendre sa démarche lascive, ses gestes provocants, ses
prunelles inviteuses. Il rôdait place du Châtelet, autour des
vespasiennes des Halles, autour des stations d'omnibus,
endroits où l'on a le plus de chances de rencontrer des
« rivettes » (amateurs), satisfaisant le plus souvent ses
clients sur place ou bien dans un hôtel borgne du voisinage.

Henri ne resta pas très longtemps avec ces individus.
Ses grâces juvéniles le firent remarquer d'autres spécula-
teurs à mise plus élégante et d'un ordre plus élevé dans le
vice. Il se trouva un jour confortablement installé dans un
hôtel meublé du faubourg Montmartre. Alors il ne fréquenta
plus que les cafés des boulevards, se promenant dans le
passage Jouffroy, dans la galerie Vivienne, au Palais-Royal
ou au jardin des Tuileries les jours de musique.

A cette époque, il fut pendant quelque temps la perle
d'un établissement particulier situé rue Tronchet, et dont
je tairai le numéro. Le rez-de-chaussée est un cabaret où
les clients font un instant antichambre. Si vous connaissez
le mot de passe, on vous apporte un album contenant un
certain nombre de photographies de jeunes gens et de
jeunes filles; le client n'a qu'à choisir, et, au bout d'un
instant, on l'introduit dans une chambre où il trouve l'objet
de son choix.

Un jour, Henri fut blessé à l'anus dans un coït violent et
disproportionné. D'énormes végétations se mirent alors à
se développer autour de cet orifice.

Le développement de ces excroissances aurait dû,

semble-t-il, lui faire cesser le commerce de son corps. Il n'en fut rien. Cela fu⁺, au contraire, chez lui, une grâce de plus, et, quelque étrange que le fait puisse paraître, de jeunes débauchés et de vieux libertins le recherchaient pour cette unique raison.

D'ailleurs, ce fait est loin d'être unique. Ch. Mauriac rapporte[1] avoir soigné un malade qui avait le gland couvert d'une couche épaisse de végétations, et qui ne se décida que tardivement à se faire traiter, parce que, pour des raisons faciles à deviner, sa maîtresse le préférait ainsi.

Mauriac ajoute : « Peut-être y a-t-il des hommes qui sont loin de se plaindre des végétations vulvo-vaginales. »

Mais, si cette ornementation était une source de volupté pour sa clientèle, elle devint bientôt, sous l'influence de l'accroissement progressif et aussi sous l'influence d'irritations répétées, une source de souffrances pour lui, au point de l'obliger à renoncer à la pédérastie. Il s'associa alors avec un fabricant d'allumettes de contrebande de la rue Sainte-Marguerite. Il se fit condamner quatre fois pour ce commerce illicite, ce qui amena son arrestation.

J'ai pu l'observer tout à mon aise pendant son séjour à l'infirmerie de la Santé, où il se fit opérer de ses végétations.

C'était un garçon de toute petite taille, à la physionomie douce, aux yeux bleus, aux cheveux blonds et fins, aux cils longs, à la figure féminine, aux formes grêles, à la figure glabre. Son arc sourcilier présentait une courbe des plus harmonieuses. Ses oreilles étaient un peu larges et écartées, mais l'ourlet était bien marqué. (Voyez la planche V.) Ses membres étaient arrondis, glabres, presque sans saillies musculaires. Ses organes génitaux étaient ceux d'un enfant. Henri était une vraie femmelette, presque une fillette.

Un détenu, qui s'était épris de lui, le dépeignait ainsi,

1. Art. *Végétations* du *Dict. de méd. et chirurg. pratiques.*

dans une lettre que j'ai pu surprendre : « Il est blond comme les blés, avec deux yeux d'azur presque innocents et noyés quelquefois comme en une mystérieuse rêverie. A le voir au repos, lorsqu'aucune passion ne l'agite et que sa tête de chérubin reposé sur l'oreiller, on se prend involontairement à rêver aux ravissantes créations de Murillo ou aux jolis personnages qui peuplent les fresques de Lebrun. » Et l'énamouré ajoute tristement : « Cette fleur est sans parfum ; ces yeux ne se sont jamais ouverts que devant d'immondes tableaux ; et cette bouche mutine et rieuse n'a jamais parlé d'autre langage que l'idiome affreux de la pègre et de la canaille. »

III

Plus encore que les pédérastes de profession et les infantiles, les individus atteints d'inversion sexuelle, ceux que l'Allemand Karl Heinrich-Ulrichs a appelés uranistes, se font hermaphrodites artificiellement.

Avec des organes génitaux masculins à peu près réguliers et à peu près complets, ils se font femmes dans leur habitus extérieur, et quelquefois même dans leur costume.

Taylor [1] rapporte l'observation d'une célèbre artiste anglaise, Élise Edwards, qui joua sur plusieurs scènes d'Europe et ne fut reconnue pour un homme qu'après sa mort. Dès sa plus tendre jeunesse, cette personne avait adopté des manières féminines et aimait à s'habiller en femme. Les organes génitaux étaient fixés au corps par un appareil spécial, de sorte qu'on ne pouvait les reconnaître à première vue.

1. *Medical Jurisprudence*, 1873, vol. II.

Albert Moll [1] affirme qu'un uraniste berlinois a longtemps servi dans un hôtel comme femme de chambre, trouvant ce moyen très commode pour jouer jusqu'au bout son rôle de femme.

Pour pouvoir s'accoupler avec des hommes normaux, ces individus ont recours à des subterfuges. Ainsi, dans la rue, un uraniste, costumé en femme, cherche à attirer l'attention des hommes qui lui plaisent. Ceux-ci, le voyant vêtu comme une femme, croient réellement avoir affaire à une femme. Lorsque la connaissance est faite et les pourparlers engagés, l'uraniste persuade à l'autre que le *coïtus vulgaris non tantam voluptatem offert quantam immissio membri in os.* Ensuite, *membrum suum occulit* en le retenant entre ses cuisses, tant que l'érection n'est pas complète; et, par surcroît de précaution, il le recouvre avec sa chemise ou avec ses mains. Deux seins postiches en caoutchouc achèvent de tromper son partenaire.

Du reste, les uranistes présentent assez souvent un développement considérable des glandes mammaires. R. von Krafft-Ebing rapporte l'histoire d'un uraniste qui affirmait avoir eu dans les seins, à l'âge de treize à quinze ans, du lait qu'un de ses amis avait tété.

A. Moll assure avoir rencontré, chez certains uranistes, au niveau de la région mammaire, une accumulation de tissu adipeux, qui donnait aux seins l'aspect arrondi de ceux d'une femme. J'ai vu des individus de ce genre à la prison de la Santé, où ils étaient presque des femmes.

« J'ai toujours eu une répugnance marquée pour la femme, me disait l'un d'eux. Du reste, j'avais, en quelque sorte, honte de faire voir mes organes génitaux, étant, sous ce rapport, peu favorisé. »

Cet individu fût, pendant un certain temps, entretenu par

1. *Les Perversions de l'instinct génital.* Traduction française des docteurs Pactet et Romme. Carré, Paris, 1893.

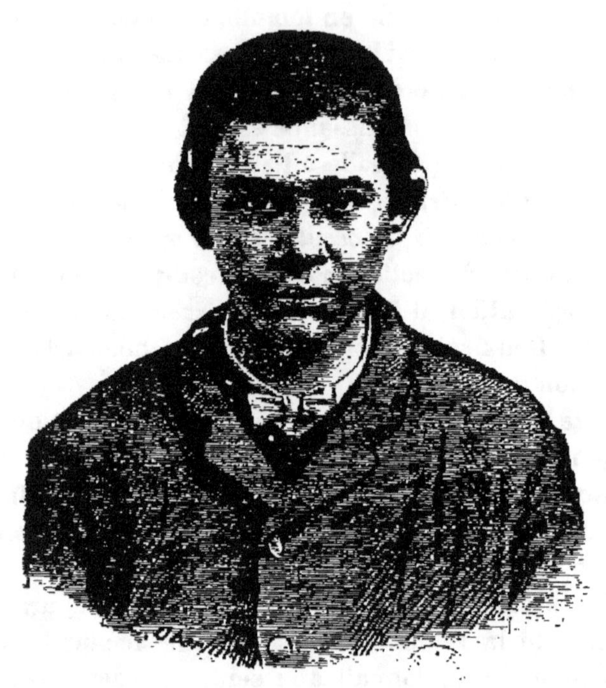

PLANCHE V

un autre pédéraste, qui le faisait habiller en femme et le possédait ainsi. « Si j'étais riche, concluait-il, je voudrais avoir quatre ou cinq domestiques nègres, parce qu'ils sont généralement très membrés, et me faire voir par eux successivement et tous les jours. »

J'ai observé, toujours à la prison de la Santé, un autre uraniste qui s'était donné le langage, les manières et la tournure de la femme. D'un visage agréable, avec des traits réguliers, des cheveux fins, des yeux bleus et doux, il a des attitudes câlines, une voix caressante de demoiselle. A l'infirmerie centrale des prisons, où je pus l'étudier à loisir, il passait tout son temps à se bichonner et à se pommader.

« Je ne puis et n'ai jamais pu, disait-il à un de ses codétenus, voir une femme ; j'ai essayé une seule fois dans ma vie. L'attouchement, le contact de la femme me font l'effet contraire. Près d'un homme qui me convient, surtout lorsqu'il est jeune et joli garçon, sans qu'il me touche, rien que de l'examiner, je suis en érection, et je ressens, lorsque j'ai des rapports avec un homme, peut-être plus de plaisir que la femme elle-même, et des deux côtés à la fois. » Un jour, il m'avoua qu'étant dernièrement à l'hôpital de la Pitié, pour je ne sais plus quelle raison, il était tombé amoureux d'un interne. Il dut demander à en sortir, parce qu'il n'osait avouer sa passion à l'interne et qu'il souffrait trop de ne pouvoir la satisfaire.

Le désir de se sentir entièrement femme va si loin chez ces individus, qu'un malade observé par Hammond[1] voulut à différentes reprises se couper les organes génitaux et se faire ainsi hermaphrodite.

---

1. Hammond. *L'impuissance chez l'homme et la femme.*

IV

Ce que nous venons d'observer chez l'homme s'observe aussi chez la femme.

R. von Krafft-Ebing a décrit des femmes gynandres atteintes d'inversion sexuelle, et qui, femelles par le bas-ventre, sont mâles par la forme générale du squelette, par le type du visage, par les goûts et les allures.

Voici, du reste, comment il dépeint la virago, la femme-homme : « Le penchant homo-sexuel se déclare chez elle de bonne heure : toute petite fille, ses jeux favoris sont ceux des garçons ; elle méprise les poupées et se passionne pour le cheval de bois ; elle joue aux soldats et aux brigands. Elle n'aime pas les travaux à l'aiguille, y est maladroite. Sa toilette négligée lui donne l'air d'un gamin. Elle montre plus de dispositions pour les sciences que pour les arts d'agrément. Elle s'essaye à fumer et à boire ; elle a les parfums et les friandises en horreur. Elle songe avec amertume qu'elle est une femme, et qu'elle ne connaîtra ni l'existence libre de l'étudiant, ni la vie du soldat. Elle se livre avec l'ardeur d'une amazone aux sports des jeunes gens ; cette âme masculine, enfermée dans une poitrine de femme, donne carrière, dans ces exercices violents, à son courage et à ses sentiments virils. Les cheveux sont coupés courts ; la coupe de sa robe rappelle les vêtements d'hommes ; son plus grand désir serait de prendre complètement le costume masculin[1]. »

J'ai observé à Sainte-Anne une femme qui, depuis des années, s'est cristallisée dans son délire. Elle assure que Napoléon III a eu des relations avec sa mère. Napoléon IV ayant été tué par les Zoulous, elle se croit appelée à régner

1. V. Krafft-Ebing. *Psychopathia sexualis.*

sur la France. Elle se figure, par conséquent, être un homme .
Elle a pris une démarche et des manières absolument masculines. La coupe de ses cheveux donne également à son
visage une apparence virile. Elle n'est jamais aussi heu-
reuse que quand on l'autorise à revêtir des habits d'hommes,
car ainsi l'illusion est complète, comme on pourra en juger
en examinant la planche VI. On croirait absolument voir
un homme. Par contre, si on n'était prévenu, on n'ose-
rait pas non plus affirmer que les trois pédérastes allemands costumés, reproduits planches VII, VIII et IX, sont
des hommes. Ces photographies, que le professeur Lacassagne a rapportées de Berlin, sont bien curieuses.

CHAPITRE XV

SEXUALITÉ DES HERMAPHRODITES

I

« Rudimentaire dans le jeune âge, disait Farabœuf à un de ses cours, l'épithélium génital laisse les petits des deux sexes se rassembler impunément. Chargé de sauvegarder les intérêts de l'espèce, de la perpétuer, il sommeille jusqu'à la puberté. Alors cet épithélium s'éveille, imprègne les individus, et transforme en eux la tête, le cœur et le corps. Ils étaient enfants, indifférents et égoïstes; ils se sentent adolescents, solidaires de leurs semblables, deviennent généreux, sincères, obligeants; ils veulent se sacrifier pour leur famille, pour leur patrie, prier ou combattre pour le monde entier. Les épithéliums génitaux exigent davantage et commandent de perpétuer l'espèce. Si leurs ordres sont énergiques, si l'individu qui les reçoit n'a pas été entraîné, préparé, mis en garde, rendu opportuniste par l'éducation et l'hérédité, la recherche et la possession immédiate d'un individu du sexe opposé devient le seul et unique but de la vie. Pour l'atteindre, les animaux en rut se livrent à des combats épouvantables, s'exposant à tous les dangers. Le jeune homme, même éclairé, n'a quelquefois plus le sens

commun. Il compromet son avenir, sa santé, sa fortune,
son honneur, et va jusqu'à sacrifier sa vie pour montrer, par
le suicide, que l'individu n'est rien, s'il ne peut obéir à la
voix de l'espèce. Chez l'adulte, peut-être habitué au poison,
les organes génitaux fonctionnent moins énergiquement; le
dieu de l'espèce, satisfait ou trompé, se fait entendre
moins haut. L'individu reprend ses droits, l'altruisme
effervescent de la jeunesse est balancé par un retour à
l'égoïsme. »

II

Comment vont se comporter ces phénomènes psycho-
physiologiques chez l'hermaphrodite? L'éveil de la puberté
va-t-il se faire sentir chez lui?

En général, la puberté fera son installation chez l'hermaphrodite; mais, dans bien des cas, l'épithélium génital
parlera moins haut que chez la plupart des sujets normaux.
D'autres fois, s'il parle, il ne sera pas toujours compris, et
l'adolescent ne se rendra pas compte des transformations
qu'il subit et des sentiments qui l'agitent.

Alexina B..., dont l'histoire nous a été conservée précieu-
sement et dans tous ses détails par Tardieu, sentit se lever
en elle une puberté presque orageuse. En rapport tous les
jours avec des jeunes filles de quinze à seize ans, elle éprouvait des émotions dont elle avait peine à se défendre. Plus
d'une fois, la nuit, ses rêves étaient accompagnés d'une sensation indéfinissable; elle se sentait mouillée et trouvait le
matin sur son linge des taches grisâtres et comme empesées.

Elle a essayé d'analyser ses premières sensations dans le
mémoire qu'a publié Tardieu après son suicide.

« A cet âge où se développent toutes les grâces de la jeunesse, dit-elle, je n'avais ni cette allure pleine d'abandon,
ni cette rondeur de membres qui révèlent la jeunesse dans

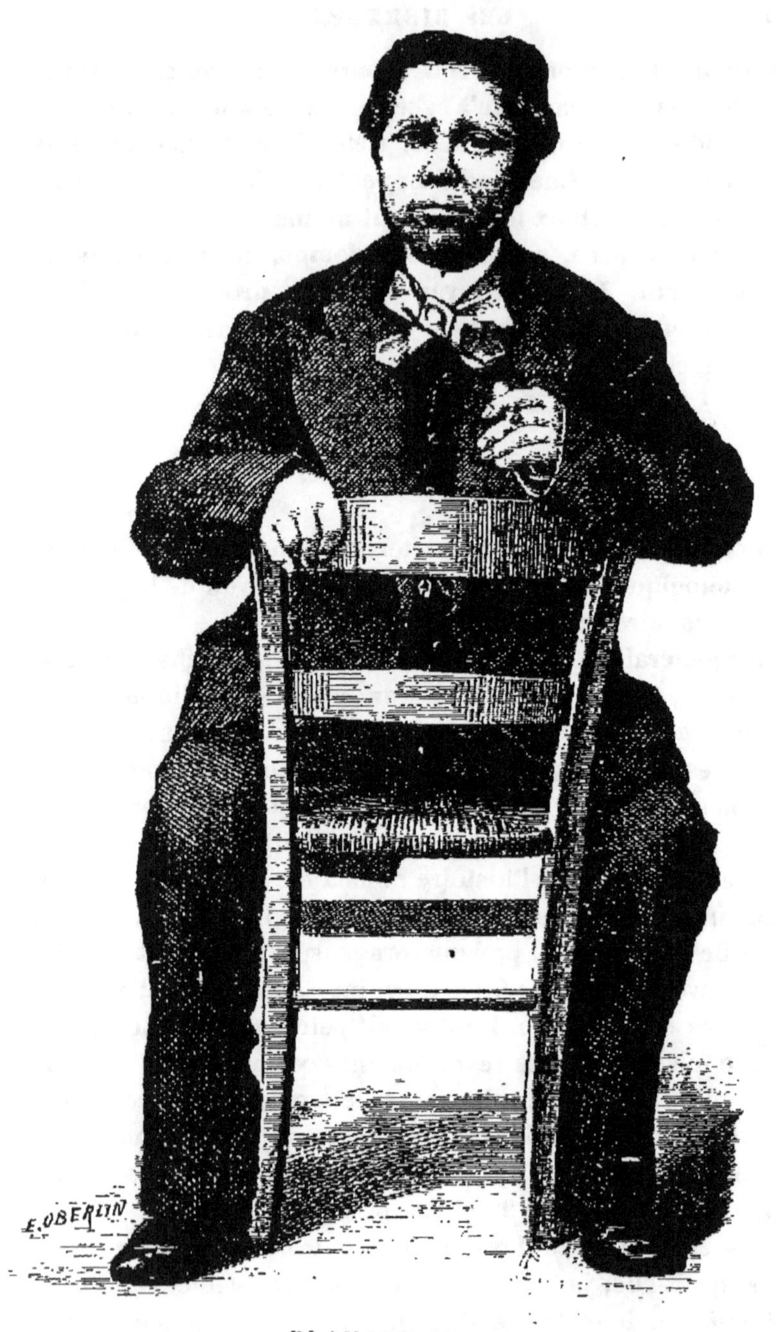

PLANCHE VI

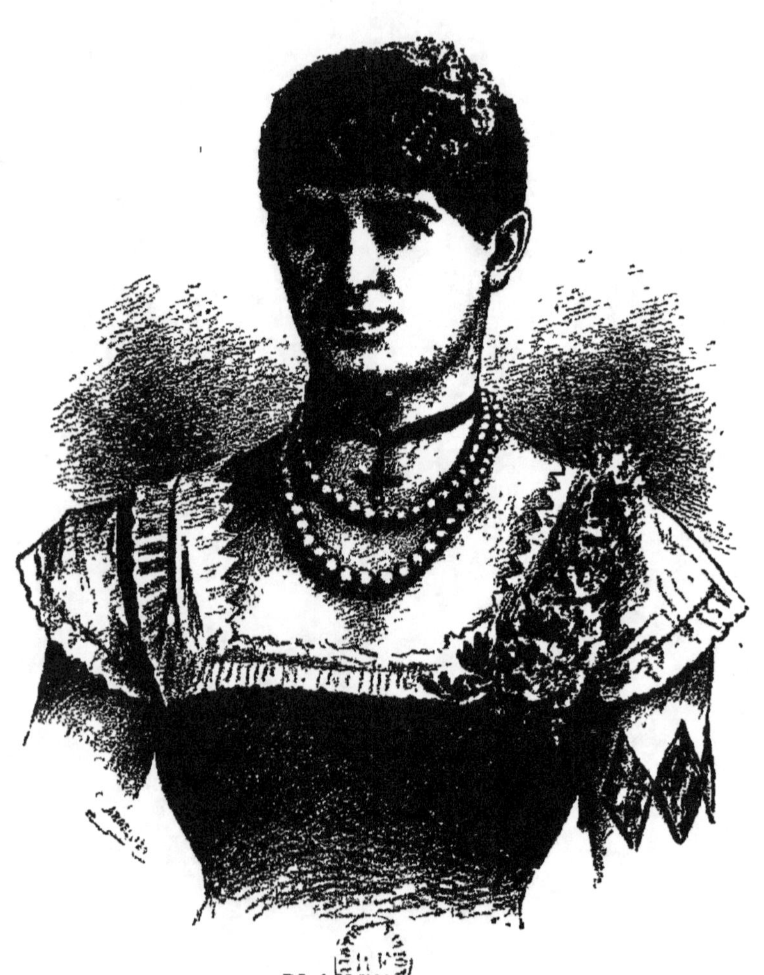

PLANCHE VII

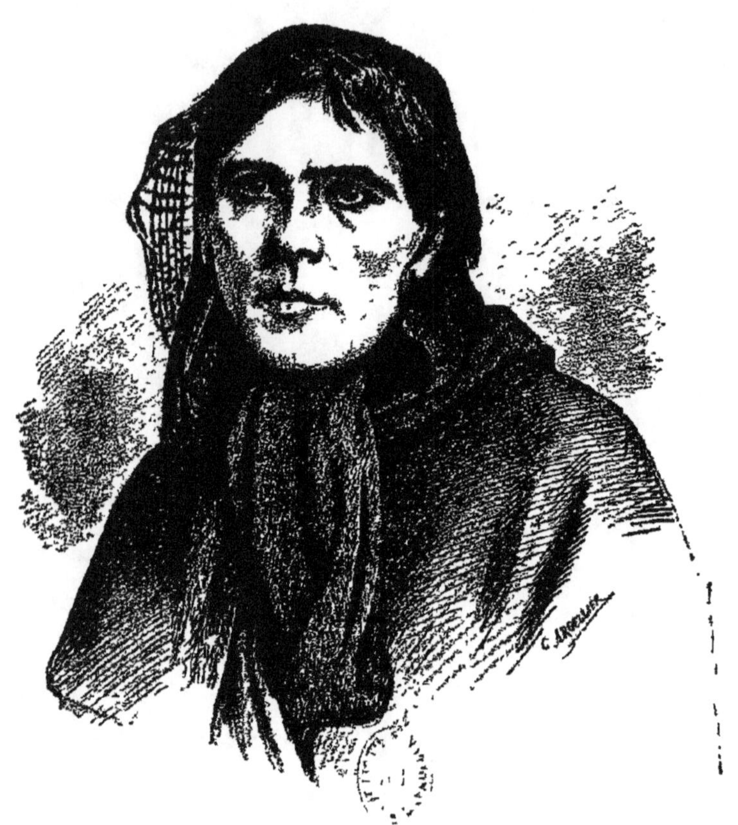

PLANCHE VIII

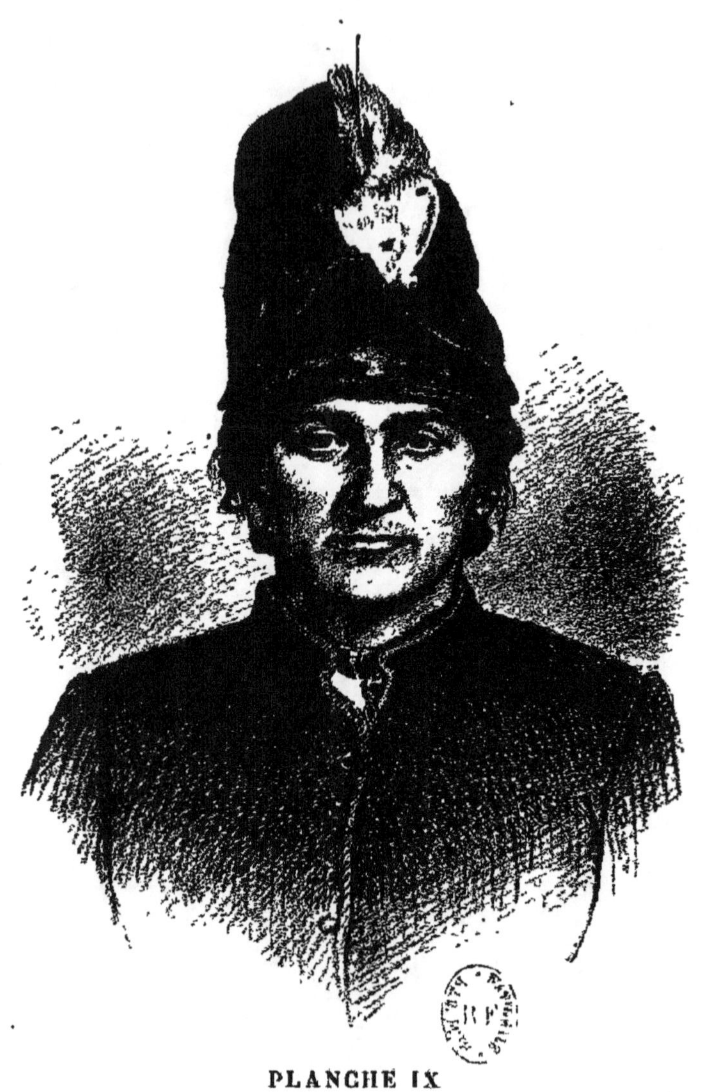

PLANCHE IX

toute sa fleur. Mon teint, d'une pâleur maladive, dénotait un état de souffrance habituelle. Mes traits avaient une certaine dureté qu'on ne pouvait s'empêcher de remarquer. Un léger duvet qui s'accroissait tous les jours, couvrait ma lèvre supérieure et une partie de mes joues. On le comprend, cette particularité m'attirait souvent des plaisanteries que je voulus éviter en faisant un fréquent usage de ciseaux en guise de rasoir. Je ne réussis, comme cela devait être, qu'à l'épaissir davantage et à le rendre plus visible encore.

« J'en avais le corps littéralement couvert ; aussi évitais-je soigneusement de me découvrir les bras, même dans les plus fortes chaleurs, comme le faisaient mes compagnes. Quant à ma taille, elle restait d'une maigreur vraiment ridicule. Tout cela frappait l'œil ; je m'en apercevais tous les jours... Pourtant j'étais née pour aimer. Toutes les facultés de mon âme m'y poussaient ; sous une apparence de froideur et presque d'indifférence, j'avais un cœur de feu.

« Je me liai bientôt d'une étroite amitié avec une charmante jeune fille nommée Thécla, plus âgée que moi d'une année. Certes rien n'était plus opposé extérieurement que notre physique. Mon amie était aussi fraîche, aussi gracieuse, que je l'étais peu. On ne nous appela que les inséparables : et, en effet, nous ne nous perdions pas de vue un seul instant. »

Un peu plus tard, Alexina s'éprit d'une autre de ses compagnes qu'elle appelle Sara. Mais cette seconde passion fut beaucoup moins platonique que la première ; les sens y entraient pour une large part.

« Une fois la prière faite, dit-elle, j'allais la trouver à son lit, et mon bonheur était de lui rendre ces petits soins qu'une mère donne à son enfant. Peu à peu je pris l'habitude de la déshabiller. Otait-elle une épingle sans moi, j'en étais presque jalouse ! Ces détails paraîtront futiles, sans doute, mais ils sont nécessaires.

« Après l'avoir étendue sur sa couche, je m'agenouillais près d'elle, mon front effleurant le sien. Ses yeux se fermaient bientôt sous mes baisers. Elle dormait, je la regardais avec amour, ne pouvant me résoudre à m'arracher de là.

« Ce que j'éprouvais pour Sara, ce n'était pas de l'amitié, c'était une véritable passion !

« Je ne l'aimais pas, je l'adorais !

« Souvent, je me réveillais au milieu de la nuit. Alors, je me glissais furtivement près de mon amie, me promettant bien de ne pas troubler son sommeil d'ange ; mais pouvais-je contempler ce beau visage sans en approcher mes lèvres !

« Il en résultait que, après une nuit agitée, j'avais peine à me trouver éveillée, lorsque sonnait le réveil.

« Un peu avant huit heures, Sara montait au dortoir pour échanger son peignoir contre d'autres vêtements. Je ne souffrais pas qu'elle le fît sans moi. Nous étions seules alors. Je la laçais, je lissais avec un bonheur indicible les boucles gracieuses de ses cheveux naturellement ondulés, appuyant mes lèvres, tantôt sur son cœur, tantôt sur sa belle poitrine nue.

« Pauvre et chère enfant ! Que de fois je fis monter à son front la rougeur de l'étonnement et de la honte ! Tandis que sa main écartait la mienne, son œil clair et limpide s'attachait sur moi comme pour pénétrer la cause d'une conduite qui lui paraissait le comble de l'égarement, et cela devait être.

« Je priai un soir mon amie de partager mon lit. Elle accepta avec plaisir. Dire le bonheur que je ressentis de sa présence à mes côtés, serait chose impossible ! J'étais folle de joie ! Nous causâmes longuement avant de nous endormir, moi, les deux bras passés autour de sa taille, elle, son visage reposant auprès du mien. Sara m'appartenait désormais ! Elle était à moi ! »

Il s'en faut de beaucoup que l'éveil de la puberté se fasse sentir d'une façon aussi nette chez les hermaphrodites. Dans bien des cas l'instinct sexuel est lent à s'établir ; le sujet hésite, ne sachant vers quel sexe il doit tourner ses aspirations.

III

La plupart des hermaphrodites sont indifférents au point de vue sexuel.

T. Galland a rapporté l'histoire d'un hermaphrodite féminin qui s'est mariée deux fois. Non seulement elle n'a jamais éprouvé la moindre sensation voluptueuse pendant le coït, mais toutes les tentatives faites pour accomplir cet acte lui ont été pénibles et douloureuses, quoiqu'elle s'y prêtât volontiers. Elle ne demandait ni ne désirait les rapprochements sexuels ; elle subissait les caresses de son mari pour lui être agréable. Jamais, suivant ce dernier, elle n'a fait auprès de lui la moindre tentative provocatrice. Elle n'a jamais eu le moindre désir érotique, même en rêve.

Le nommé Hohmann, observé par Rokitanski, était d'une indifférence sexuelle absolue.

Quelques hermaphrodites ne sont pas éloignés du commerce des femmes, et, comme le fait observer Tardieu, peuvent ressentir des désirs, des excitations et des jouissances complètes, en même temps qu'un orgasme vénérien qui peut aller jusqu'à l'émission de la liqueur spermatique.

On voit aussi des hermaphrodites qui, après avoir manifesté un goût très vif pour le commerce des hommes, sont ramenés, par la descente des testicules, à des instincts tout opposés qui les portent vers la femme.

Assez souvent aussi on voit des hermaphrodites verser

dans la prostitution et jouer le rôle d'homme et le rôle de femme.

IV

L'éducation peut, dans bien des cas, pousser l'instinct sexuel dans un sens opposé à ce qu'il devrait être, et produire ainsi une sorte d'inversion sexuelle.

On en cite plusieurs exemples.

Magitot a rapporté, en 1881, l'histoire d'un individu, homme en réalité, qui fut enregistré comme femme. Il se maria avec un homme, mais en entretenant toutefois en même temps des rapports avec des femmes.

Tortual a également cité le cas d'un hermaphrodite mâle qui, marié à un homme, se complaisait dans cette union et y éprouvait des jouissances charnelles.

Maria Arsano, reconnu homme après sa mort, avait été marié comme femme. Clara Meyer, hypospade et homme bien caractérisé, avait tenu le rôle de femme et ne se soumettait qu'avec une pudeur effarouchée à la visite qui dévoila son véritable sexe.

Marzo, dont les organes internes étaient féminins, se sentait très porté pour les femmes. Il avait même contracté deux blennorrhagies.

V

Mais, si les hermaphrodites sont souvent des quasi impuissants, ils sont souvent aussi des individus très salaces. Les sensations très incomplètes qu'ils peuvent ressentir les poussent sans doute à s'en procurer d'autres par des moyens plus ou moins naturels.

Le Dr E. Lévy a observé à Grispalsheim deux sœurs hermaphrodites qui étaient connues dans toute la région pour leur lubricité. Elles avaient des rapports aussi bien avec des hommes qu'avec des femmes.

« Les castrats, dit Brouardel, les eunuques, et les quatre ou cinq cent mille adeptes d'une secte religieuse du sud de la Russie, qui s'enlèvent entièrement les parties génitales, ne passent pas pour être mélancoliques, mais extrêmement salaces et débauchés. »

VI

Les hermaphrodites sont-ils féconds ? Je n'hésite pas à résoudre la question par la négative ; car leurs malformations tendent toutes à entraver les fonctions reproductrices. Loin de jouir d'une double puissance génératrice, ils sont presque tous inféconds. En général, les testicules sont atrophiés et la sécrétion spermatique manque. Pourtant, on a cité des cas où il y avait une éjaculation spermatique bien caractérisée ; on a même quelquefois constaté la présence de spermatozoïdes.

« Il n'y a jusqu'ici, dit G. Hermann, aucune observation authentique d'un hermaphrodite humain au sujet duquel on doive se poser la question de la possibilité d'une auto-fécondation, bien que la chose ne soit pas absolument impossible *a priori*[1]. »

VII

On voit de temps en temps l'hermaphrodisme porter cer-

---

1. Art. HERMAPHRODITE du *Dict. encyclopédique des scienc. méd.*, p. 632.

tains individus réellement mâles à la pédérastie, soit par un entraînement peu explicable, soit dans un but de lucre.

Tardieu a pu voir à Saint-Lazare un individu de seize ans arrêté sous des vêtements féminins, se livrant à la prostitution clandestine. C'était un jeune garçon mal conformé et livré dès l'enfance aux habitudes les plus crapuleuses, servant aux plaisirs des hommes de la plus basse classe. Le pénis n'avait pas plus de 3 centimètres de longueur et était gros comme l'extrémité du doigt indicateur. Il était encapuchonné par des replis qui descendaient de manière à simuler les petites lèvres, et les deux moitiés du scrotum non réunies servaient à compléter l'apparence d'une vulve et circonscrivaient une ouverture en forme d'infundibulum, assez large pour admettre le membre viril, et dont le fond refoulé donnait à ce faux vagin une longueur de 7 à 8 centimètres. On sentait manifestement dans l'aine gauche un testicule facilement reconnaissable. L'anus dilaté et enfoncé reproduisait en arrière exactement la forme de l'infundibulum qui existait en avant. Il était évident que ce malheureux individu s'était prêté depuis longtemps à des actes deux fois contre nature [1].

Magnan a également rapporté l'histoire non moins curieuse d'un hypospade scrotal, à forme vulvaire, pseudohermaphrodite mâle, qui s'adonna à la pédérastie [2].

Cet individu fut inscrit comme fille sur les registres de l'état civil. Considéré comme telle, on lui mit des vêtements féminins et on l'envoya à l'école des filles. A sept ans, ses petites camarades ayant remarqué une conformation extraordinaire de ses organes génitaux, se moquèrent déjà de lui. On le plaça alors dans un couvent dirigé par des religieuses. A treize ans, il quitta le pensionnat et entra dans un couvent de Bénédictines, où l'une de ses tantes, reli-

---

1. Tardieu. *Question médico-légale de l'identité*, p. 55.
2. Magnan. *Communication à la Société médico-psychologique*, 28 février 1887. *Archives de neurologie*, t. XIII, n° 39. Mai 1887, p. 419.

gieuse, le destinait au noviciat. Son peu d'aptitude au travail, la lenteur de son intelligence et l'apparition d'un peu de barbe au menton en firent, peu à peu, la risée de ses camarades. Il quitta le couvent et rentra à la maison, auprès de sa mère, s'occupant du ménage, faisant la cuisine, cousant, tricotant. A la mort de son père, il s'éloigna de sa famille pour suivre, en qualité de domestique, un homme âgé de soixante-dix ans, qui l'emmena à la Martinique. A peine arrivé en Amérique, il devint l'objet des assiduités de son vieux patron ; il lui céda ; mais, comme aucun rapport sexuel ne pouvait s'effectuer, cet homme se livra sur lui à des actes contre nature, qui finissaient par l'onanisme buccal réciproque. Cependant, une négresse, domestique dans la même maison, s'étant aperçue de sa conformation, le prit pour un homme, en devint amoureuse et lui demanda à partager son lit. Une mulâtresse fit à son tour sa conquête ; mais, ni avec l'une ni avec l'autre de ces deux femmes il n'éprouva les sensations que lui procurait son vieux patron.

Cet individu revint en France, fit rétablir son véritable sexe, et s'engagea comme infirmier dans une communauté religieuse.

On cite aussi des exemples non moins nombreux d'hermaphrodites femmes, qui se livrèrent au tribadisme. J'en ai rapporté un cas dans la première partie de cette étude.

On m'a *encore montré*, aux fêtes aquatiques de l'Élysée-Montmartre, deux femmes à la voix grave, aux traits fortement accentués, qui se livrent aux plaisirs vénériens avec des hommes et des femmes, alternativement, et avec la plus vive ardeur (Voir les planches X et XI).

CHAPITRE XVI

L'HERMAPHRODISME PSYCHIQUE

R. V. Krafft-Ebing a décrit une sorte d'hermaphrodisme psycho-sexuel qui fait que, chez certains individus, le désir sexuel se manifeste tantôt pour l'homme, tantôt pour la femme.

Un individu, qui était en proie à cette forme d'inversion sexuelle, a fait à Albert Moll la confession suivante :

« ...Mon mal consistait en ce que j'étais continuellement lancé des sensations féminines aux sensations masculines, et inversement. Le corps d'un homme exerçait sur moi une influence irrésistible et surexcitait mon imagination; mais, en même temps, j'éprouvais le désir d'embrasser une femme. Pendant mon enfance, j'étais déjà excité par la beauté de l'homme et de la femme. Depuis l'âge de sept ans, je me suis adonné à une masturbation effrénée, en pensant, pendant l'acte, à des hommes. Par deux fois, je suis parvenu à m'échapper de cet enfer; maintenant, cela ne m'est plus possible. Mon imagination maladive me fait considérer comme particulièrement désirables les hommes blonds, vigoureux, en pleine santé. Cet état m'est très pénible, mais je ne puis y résister. Ce qui me fait surtout perdre la tête, ce sont les cuisses et les hanches des hommes ; de même un pénis très volumineux [1]... »

V. Krafft-Ebing a cité l'observation d'un médecin qui, toutes les quatre semaines, éprouve pendant cinq jours les phénomènes physiques et psychologiques des règles, sauf l'hémorrhagie ; il a le sentiment de posséder des organes génitaux féminins.

Krafft-Ebing désigne ce phénomène sous le nom d'*eviratio* et sous celui de *defeminatio* le processus analogue observé chez la femme.

Blumenstock a également observé un individu qui avait voulu fonder une religion en Gallicie, et qui était persuadé qu'il accoucherait de deux jumeaux.

Dans ces cas, il s'agit simplement d'un phénomène psychique, mais d'un phénomène qui transforme l'individu et atteint son sexe, sinon morphologiquement, tout au moins physiologiquement.

Marandon de Montyel a voulu voir dans la maladie des Scythes une sorte d'*eviratio*, en un mot une folie paranoïque.

1. Alb. Moll. *Les Perversions de l'instinct génital.* Traduct. franç., p. 190.

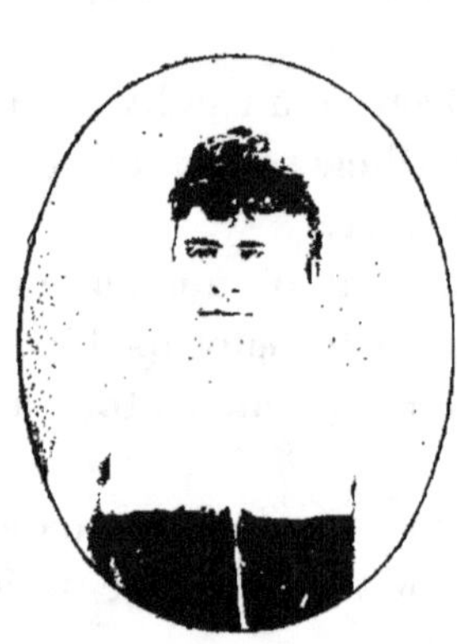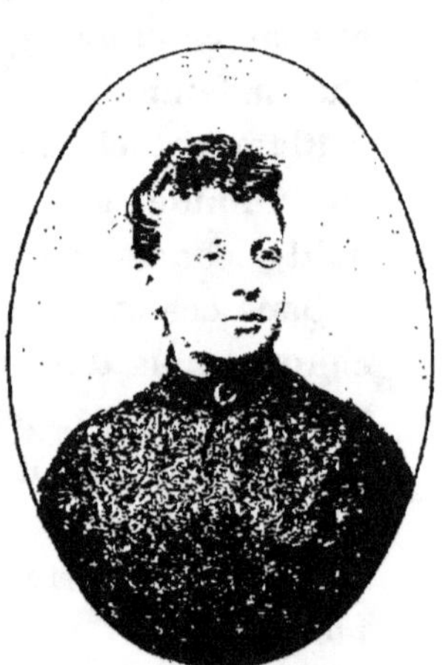

PLANCHES X ET XI

CHAPITRE XVII

PSYCHOLOGIE DES HERMAPHRODITES

I

Au point de vue intellectuel, les hermaphrodites sont presque toujours des êtres inférieurs. A la dégénérescence physique correspond bien souvent la dégénérescence psychique.

Le Dr P. Loüet a observé plusieurs individus atteints de monorchidie ou de cryptorchidie, qui étaient des imbéciles ou des débiles [1].

Il a vu en particulier un hypospade scrotal à forme vulvaire qui était manifestement un déséquilibré.

Magnan a également signalé à la *Société médico-psychologique* deux cas d'individus plus ou moins hermaphrodites et qui, au point de vue intellectuel, étaient des débiles.

A la même séance, Moreau de Tours a cité une observation analogue : un être âgé de douze ans, réputé fille, garçon en réalité, et atteint de débilité mentale.

---

1. Pierre Loüet. *Des anomalies des organes génitaux chez les dégénérés. Thèse* de Bordeaux, 1889.

II

Les sentiments affectifs et moraux sont peu développés chez les hermaphrodites. On en cite peu qui aient eu, comme Alexina B..., de grandes passions, et qui soient allés comme elle jusqu'au suicide.

Ils sont bien plus souvent les victimes de la débauche et de la prostitution que de l'amour. Souvent même le genre d'éducation qu'on leur donne contribue encore à les étioler et à détruire leurs dernières énergies morales.

« Élevé comme une fille, dit Legrand du Saule, l'hermaphrodite mâle en a pris et conservé la vaine apparence, la timidité, la douceur, le caractère. »

Tardieu ajoute : « Élevés dès l'origine, vêtus, placés, parfois même mariés comme des femmes, ils conservent les pensées, les habitudes, les manières d'agir féminines, et ce n'est ni sans difficultés, ni sans troubles, ni sans péril, qu'ils rentrent dans leur sexe véritable, quand leur état civil vient à être vérifié. »

CHAPITRE XVIII

LES HERMAPHRODITES DANS LA SOCIÉTÉ

I

Dès sa naissance, l'hermaphrodite est mis à part dans la société. Souvent même on ignore son véritable sexe et on l'inscrit au hasard comme mâle ou comme femelle, suivant les apparences bien trompeuses du moment. Il peut en résulter des erreurs déplorables. On a pu voir ainsi élever un homme comme une femme, fausser tous ses sentiments et toutes ses idées, l'obliger à vivre dans un milieu tout différent de celui qui lui conviendrait.

Puis, les conséquences les plus graves peuvent découler de ces erreurs. Un hermaphrodite mâle peut être introduit dans un pensionnat de jeunes filles ou dans une communauté de religieuses, et y être une cause de démoralisation et de scandale.

Faut-il rappeler ici l'anecdote du moine d'Issoire ? *Mas, mulier, monachus, mundi mirabile monstrum*, disait Banhin.

Faut-il aussi rappeler cette autre anecdote du soldat hongrois dont la maternité se déclara au milieu d'un camp ?

« Les conséquences des erreurs de sexe, dit G. Tourde, sont trop souvent le malheur et la démoralisation des individus qui en sont l'objet ; elles nuisent aux autres, et l'erreur est surtout fâcheuse lorsque l'homme est pris pour une femme, ce qui est le cas fréquent[1]. »

Aussi Ch. Debierre[2] propose d'introduire la modification suivante dans l'article 57 du Code civil[3] : « Tout nouveau-né sera soumis à l'examen médical, l'acte de naissance énoncera le sexe, mais seulement quand celui-là sera de toute évidence. Dans le cas de doute sur le sexe, il sera sursis jusqu'à la puberté (quinze à dix-huit ans), époque à laquelle le sujet sera soumis à une commission médico-judiciaire qui statuera sur son sexe et sur son inscription comme homme, femme ou neutre, sur les registres de l'état civil, mais en attendant l'acte de naissance portera en marge les signes S. D. (sexe douteux). »

II

Voilà l'hermaphrodite devenu homme. Devra-t-il être soldat ? A moins qu'il soit manifestement mâle, il ne peut être appelé sous les drapeaux. On comprend sans peine pourquoi.

Mais, si l'hermaphrodite ne peut être, dans la majorité des cas, soldat, peut-il être électeur ?

« Sans aucun doute, dit G. Tourde, s'il est démontré qu'il appartient au sexe mâle, et à la condition qu'il aura fait rectifier préalablement son acte de naissance, quand par cet acte il a été déclaré fille. » Et il rapporte à ce sujet l'aventure suivante.

1. G. Tourde. Art. HERMAPHRODISME (médecine légale). In *Dict. encyclop. des Sc. méd.*, p. 644.

2. Ch. Debierre. *L'hermaphrodite devant le Code civil*. In *Archives de l'Anthropologie criminelle*, 1886, p. 338.

3. L'article 57 dit simplement que l'acte de naissance doit énoncer le sexe de l'enfant.

En mars 1843, dans le Connecticut, à Salisbury, une élection est contestée parce que le parti whig avait introduit une fille parmi les électeurs. Le docteur Bary est chargé de l'examen ; il dit que le pénis est imperforé, mais qu'il a trouvé un testicule : c'est un homme avec tous les droits de son sexe. Le lendemain, au moment où l'électeur s'approche de l'urne, le docteur Triknor s'oppose au vote, en affirmant que c'est une femme. Les deux docteurs sont invités à une consultation immédiate ; le premier montre le testicule au second ; celui-ci se désiste, le vote est déposé. Quelques jours après, on apprend que cet individu est marié à un homme, qu'il a les goûts féminins ; on constate des règles, le docteur Bary finit par trouver l'utérus, et le testicule n'est plus qu'un ovaire hernié : c'est un hermaphrodite féminin qui a indûment usé du droit de suffrage.

III

Un hermaphrodite peut-il contracter mariage ?

Pour Horteloup, on est toujours homme ou femme, jamais ni l'un ni l'autre.

D'après cette doctrine, en épousant un hermaphrodite, on épouse forcément un homme ou une femme. Par conséquent, et la jurisprudence est de cet avis, le mariage est nul quand il y a erreur de personne. Ce qui fait qu'un individu, marié à un hermaphrodite, à un être incomplet, impropre à l'amour et à la reproduction, peut être condamné à passer sa vie entière à ses côtés, la nouvelle loi sur le divorce ne prévoyant pas ce cas.

Pourtant, se demande Ch. Debierre [1], « quel est le but du mariage, le but suprême, si ce n'est la famille ? C'est bien là

____

1. *Loc. cit.*, p. 340.

une loi primordiale si jamais il en fut sur la terre; c'est plus même, c'est une nécessité sociale qui aujourd'hui s'impose à tout Francais. Si donc une condition organique vicieuse s'oppose à la réalisation de ce but, avec cette circonstance aggravante qu'elle était inconnue du conjoint, est-il juste que le mariage soit valable ? N'y a-t-il pas, sinon erreur de personne civile, tout au moins erreur de personne anatomique, et la voix de la nature n'est-elle pas toujours celle qui doit décider et passer avant les autres? »

En 1881, le tribunal civil de la Seine semble s'être rendu à la justesse de ces idées; car, dans l'affaire de Mlle Martinez de Campos, le procureur général Banaston n'a pas craint de dire [1] : « Qu'est-ce que M. le comte de San Antonio? Est-ce un homme, une femme, tous les deux à la fois, comme ces êtres hybrides dont parle la mythologie ? On n'en sait rien. Je sais bien qu'il est capitaine; mais, dans l'espèce, ce n'est pas suffisant pour contracter mariage. Ce qu'il faut savoir, c'est si le comte de San Antonio est pourvu des organes nécessaires au mariage. Or, il n'y a qu'une enquête qui puisse amener ce résultat, en admettant toutefois que le comte consente à s'y soumettre. »

Aussi Ch. Debierre propose d'ajouter à l'article 180 du Code civil le paragraphe additionnel suivant :

« Les vices de conformation des organes génitaux qui constituent manifestement une impossibilité absolue dans l'accouplement fructueux de l'acte sexuel et créent l'erreur de la personne physique, sont une cause formelle de nullité du mariage. »

---

1. *Gaz. des Tribunaux*, déc. 1881.

CHAPITRE XIX

L'HERMAPHRODISME ET LA MÉDECINE LÉGALE

L'hermaphrodite ne se trouve guère devant le médecin légiste que dans deux ou trois circonstances : rarement au moment de sa naissance, assez souvent lorsqu'il est appelé sous les drapeaux, ou bien lorsqu'il se marie.

L'examen a toujours pour but d'établir quel est le sexe. Je n'ai pas besoin de dire combien il est difficile et délicat pour la plupart des cas. La lecture des chapitres précédents indiquera suffisamment sur quel point doit porter cet examen, et comment on pourra arriver à établir le diagnostic du sexe, en se basant surtout sur les apparences et sur l'état psychique. Car je n'hésite pas à déclarer que, dans ces cas, la présence de testicules ou d'ovaires dans le ventre, doit peu préoccuper le médecin-légiste. Il doit surtout rechercher si l'individu est homme ou femme extérieurement et physiquement. La vie anatomique est de peu d'importance pour l'hermaphrodite ; c'est à sa vie physiologique et psychique qu'il faut surtout s'intéresser.

D'ailleurs, toutes ces questions ont été étudiées minutieusement, aussi bien au point de vue pratique qu'au point de

vue théorique, par les médecins légistes. Je me contenterai
de renvoyer aux travaux de Tardieu, Tourde, Debierre, etc.
Autrefois, l'examen des hermaphrodites et des impuissants
était beaucoup plus compliqué. A titre de curiosité, je citerai, pour terminer, la fameuse épreuve du congrès, que
Vincent Tagereau [1] décrit dans une page très naïvement
écrite.

« Après, dit-il, que les parties ont prêté serment qu'elles
tascheront, de bonne foy et sans dissimulation, d'accomplir
l'œuvre de mariage sans y apporter empeschement de part
ny d'autre ; après aussi que les experts ont juré qu'ils feront
fidèle rapport de ce qui se passera au congrez, les uns et
les autres se retirent en une chambre pour ce préparée, où
l'homme et la femme sont de rechef visitez, l'homme afin
de savoir s'il n'a point de mal, la femme pour considérer
l'état de sa partie honteuse, et, par ce moyen, cognoistre la
différence de son ouverture et dilatation avant et après le
congrez, et si l'intromission y aura été faicte ou non. En
quelques procès les parties sont visitées nuës, depuis le
sommet de la teste jusques à la plante des pieds, en toutes
parties de leur corps, *etiam in podice*, pour sçavoir s'il y a
rien sur elles qui puisse avancer ou empescher le congrez,
les parties honteuses de l'homme lavées à l'eau tiède (c'est
à sçavoir à quelle fin), et la femme mise en un demy bain,
où elle demeure quelque temps. Cela fait, l'homme et la
femme se couchent en plein jour en un lict, et les rideaux
estant tirez, c'est à l'homme à se mettre en devoir de faire
preuve de sa puissance, habitant charnellement avec sa
partie et faisant intromission, où souvent adviennent des
altercations honteuses et ridicules, l'homme se plaignant
que sa partie ne le veut laisser faire et empesche l'intromission ; elle le niant et disant qu'il y veut mettre le doigt et la

---

(1) V. Tagereau. *Discours de l'impuissance de l'homme et de la
femme*, 1612.

dilater et l'ouvrir par ce moyen : encore ne sçauroit-il, quelque érection qu'il fasse, si sa partie veut l'empescher, si on ne lui tenoit les mains et les genoux, ce qui ne se fait pas. Enfin les parties ayant esté quelque temps au lict, comme une heure ou deux, les experts appelez, ou de leur propre mouvement quand ils s'ennuyent, — (! !) — en ayant assez subject, *si sint viri*, s'approchent et, ouvrans les rideaux, s'informent de qui s'est passé entre elles et visitent la femme de rechef pour sçavoir si elle est plus ouverte et dilatée que lorsqu'elle s'est mise au lict et si l'intromission a esté faicte ; aussi *an facta sit emissio, ubi, quid et quale emissum*. Ce qui ne se fait pas sans bougies et lunettes à gens qui s'en servent pour leur vieil âge, ny sans recherches fort sales et odieuses. Et font leur procès-verbal de ce qui est passé au congrez, ou (pour mieux dire) de ce qu'ils veulent, qu'ils baillent aux juges estant au même logis, en une salle ou chambre à part avec les procureurs et praticiens en cour d'Église, attendant la fin de cest acte. »

CHAPITRE XX

TRAITEMENT DE L'HERMAPHRODISME.

Neuf fois sur dix on ne peut rien pour remédier à l'hermaphrodisme ; aussi le traitement n'existe pour ainsi dire pas.

Pourtant il est des cas, rares, il est vrai, où le chirurgien peut, dans une certaine mesure, réformer les erreurs de la nature.

Il peut arriver que le vagin existe dans sa partie profonde et soit fermé à l'orifice par une cloison fibreuse. La section de cette cloison peut faire une femme cohabitable d'un individu d'abord absolument impropre à l'acte sexuel.

De même certains hermaphrodites hypospades, munis d'un rudiment de verge, sont souvent inaptes au coït parce que cette verge se trouve déviée par une bride fibreuse quand elle devient rigide. La section de cette bride fibreuse suffit pour rendre à l'organe sa direction normale et permettre ainsi l'intromission plus ou moins complète.

Tels sont, à peu près, les seuls cas où le chirurgien puisse intervenir raisonnablement. Car je considère comme contraires à la morale et à la science ces prétendues opérations qui auraient pour but, en enlevant les clitoris péniformes de certaines femmes, d'en faire des femelles plus parfaites et plus aptes à l'amour.

TABLE DES MATIÈRES

dernière lueur de vie que jette un organe qui va disparaître.

SECONDE PARTIE

LES HERMAPHRODITES

Paris. — Imprimerie L. MARETHEUX, 1, rue Cassette. — 2921.